福建民国时期中医学校教材丛刊

——三山医学传习所卷·第四册

总 主 编　李灿东　苏友新
执行主编　陈　苹　王尊旺　陈建群

全国百佳图书出版单位
中国中医药出版社
·北　京·

本册目录

中西病名異同

青年晚報

報已呈請中宣部內政部給證

刊第一二一號

發行人 陳維光
社址：福州聖廟路
電話：四六五八號

印刷者：福建合作印刷工廠

本日出版一張 零售國幣十一元 每份每月一百五十元 外埠另收郵費十元

廣告：普通每日每行卅元 特等每日每行五十元（以新五號字爲一行 三十天起碼）長行廣告面議

專載

總裁言論

建國運

（二十六年七月十八日對廬山暑期訓練第一期畢業同學講）

三，建國三要素

我們……一切生活，大概都包含有精神……三方而，而我們艱難巨大的建……三個要素上面加以推進，我們要同時……精神的力量，要增進物的利用，要促進……與積極，而後三個要素，纔能相結合聯繫、以發揮巨大的功用，來完成建國的事業，所以我們……不偏於物質亦不偏於精神，而……物質並重而不能偏廢的，但……行動的表現……物質與

之主旨，在使各……人力與生產要素配置而使爲有效之發揮，其目標……地利，均供求，暢流通，以謀……全發展。」我們知道中國不是沒有……，而是地不盡其利，物不盡其用……民經濟建設運動，使社會一致起來解決物資缺乏的問題。

（三）行動方面

要推行勞動服務運動，我們……精神和增加物質，而沒有普遍……是不能使精神與物質連結起來……中國散漫頹廢根深蒂固的惡習慣

（三）

《中西病名异同》引言

《中西病名异同》为三山医学传习所教材之一，陈登铠编。首页题“中西病名异同讲义，闽侯陈登铠编辑”，本书收录的仅有传染病章，分伤寒、鼠疫、发痧、霍乱、下痢、疟疾、发痉、麻疹、脚气等九个部分，其他内容缺失，系残本。每一部分先列中医病名和对应的西医病名，后对该病的原因、病状、疗法、卫生分别加以论述。在阐述具体疾病的原因和病状时，既引用中医经典，又使用病毒、细菌等西医专业术语来说明疾病的病因病机和具体表征。疾病治疗上中西医结合方法贯穿治疗全过程，或服中药，或服西药，或针剂注射。“卫生”部分别具特色，涵盖内容较广泛，既包括疾病预防，也包括治疗过程中应注意的环节和愈后注意事项等问题，从衣食住行、环境卫生、气候变迁、空气流通等角度讨论疾病的发生、治疗与康复，将传染病的书写从中国传统的温病范畴上升到公共卫生的高度。本书较徐勤业《中外病名对照录》（1908年）和吴建原《中外病名对照表》（1914年）内容更为丰富，也更能体现中西医学在病名问题上的诸多冲突性问题。

中西病名異同講義

閩侯陳登鎧編輯

附原因病狀療法衛生

傳染病章

西之病理云。傳染病之原因爲空氣中含有種種之塵埃細菌及氣候濕度氣温等。侵人之体內。視人抵抗力之強弱。而生疾病。弱者發病恒易強者發病較難。或竟不能犯之。又營養物與飲料水。爲疾病之原因者頗多。寄生蟲亦爲搬運傳染之媒介。其症或由外襲。或因內發。雖屬一臟器之疾病。必致影響於他臟器。蓋各臟器病名異因……

之間亦有密切之關係故不能永限於一局部

或蔓延波及他部以至成全身之疾患

傷寒　又名時邪　天行熱病

西腸窒扶斯　又名小腸炎

原因　感冒四時不正之風及衛生失慎体溫過

與不及致毛竅閉而外邪乘之

病狀　寒熱無定候遍身痠楚頭暈口渴或汗或

不汗或渴或不渴大便或泄或秘不治其治不

適當便傳他經甚則譫語不眠精神已取濁邪

內陷舌黑唇焦發生種種危症

（療法）先解表而後清理。或開鬱導熱。或疏泄通腸。觀其何逆。隨症治之。

（衛生）令病者安卧靜養。食品要清淡之味。不宜與油葷及硬質之食物。寒多者。窓牖宜閉。熱甚者。門戶常開。有汗須忌風。不食莫強與。葯爐勿置病室。戚友勿集床前。將愈之期。病者雖欲思食。只宜少量與食。不可任其所好。即免食復脹滿之憂。

鼠疫　又名鼠瘟　急核

（西）斯篤　又名黑死病

(原因)由冬令不寒。天氣溫熱。陽氣不斂。致地中中蘊蓄濁氣。未能下降。及春夏之交。濕溫相搏。陰邪外泄。氣居地下。故先受邪而傳於人。或由呼吸入肺而傳於腎。或由二便入腎而傳於心。其傳最速。臟腑俱病。毒邪內攻。致難救藥。

(病狀)始微惡寒。繼即壯熱。神昏語錯。結核多在項頸腋下及腿上近腹處。乃人體固有之核。結毒張大。血液不暢。致腫硬筋攣。按之硬痛。若皮色不變。是陰毒內陷。皮色轉紅。血尚未凝。症猶可治。為血清中含有一種防禦物質。能直接作用於細菌而溶解之。

（療法）脉浮弦者。須先解表。細菌潜當破。然後攻毒散結解凝。如昏迷脉伏。肢厥便溏。舌苔白滑。宜温經活血。急在救裏。勿泥凉瀉。

（衛生）病室宜淨。用加、波、力、西、酸水消毒。或以硫黄薰燒。凡衣服用具。及痰盆溺器。均須消毒。飲食忌動物與粘膩之品。窓户要透明。患者當隔離居室。擇新鮮空氣。或高山曠野。或傍海臨江。其所住之處。用臭水撒發。侍疾之人。庶免傳染之患。

更有一種爛喉痧 疫痧 此能傳染

發痧 又名乾霍亂 傷暑

(西)虎列拉 又名痙攣性霍亂

(原因)春夏之時，地氣初升，濕熱相搏，臟腑擴張，皮膚放縱，或飲食不節，或嗜酒過量，以及貪(食)涼伏熱，皆能致病。

(病狀)眼黑肢痺，欲嘔不嘔，欲瀉不瀉，或腹痛不休，或汗出耳鳴，唇白面青，卒然昏倒，人事不省，有日作數次，有數日一次者，狀如傳尸鬼注，治法不同，診察時尤須明辨。

(療法)途中若遇此症，施藥不及，急宜以道旁之泥。約搖一團推在病人肚上。使少壯人撒尿於泥團肚臍中。片時即甦醒後不可飲冷湯。須進米湯。或撮顋項現出紅紫色。及刮肢節與背上第五椎左右心俞穴。使血絡之循環暢達。呼吸舒適。邪氣漸疎。次以和鮮之劑。使腸胃氣調。濁陰下降。或以剌戟性痧藥。吹入鼻中。以通諸竅。

○頻頻發嚔脉絡流行。病亦可痊。

（衛生）忌食冷物。勿居陰濕之地。亦不宜過飽。有礙腸胃。

霍亂 又名吐瀉 又名濕霍亂 中醫

(西)虎列拉　又名急性胃腸炎
又名最急性胃腸加答兒
(原因)土地之狀態。如不潔卑濕。無上下水之設備。皆與本病之流行極有關係。溫帶地方於初夏至八九月為多。蓋春末夏初之時。行陰霧之氣濕土蘊毒。散布地中。於草木可為料。肥於人體則為喪身。然當此毒流行時絶非人盡被侵。即患之亦有輕重之別。其主在於胃腸之健否也。若胃腸弱。加以貪涼伏暑。或喜食冷物。酒肉積滯。致消化不良。易罹此病。其菌毒乃侵胃消化器而起。其媒介

霍亂參考 附原因 本證

傷寒論霍亂篇首節。問曰。病有霍亂者何。答曰。嘔吐而利。名曰霍亂。霍者、猝也。邪氣與水穀之氣交亂。邪正紛爭。倉忙錯亂。故曰霍亂。

按西醫謂霍亂。乃夏期流行之急性傳染病。

內經云。土鬱之發。民病嘔吐。霍亂注下。有歲土不及（己歲）。風乃大行。民病霍亂飧泄。又熱至則身熱霍亂吐下。靈樞經云。足太陰之別。名曰公孫。去本節後一寸。別走陽明。其別者。入絡腸胃。厥氣上逆則霍亂。實則腸中切痛。虛則鼓脹。又云。清氣在陰濁氣在陰。榮氣順脈，衛氣逆行，清濁上干。亂于腸胃，則為霍亂。

足太陰經，前交足陽明厲兌穴，復交手少陰極泉穴。起于足大指內側隱白穴。終于腋下大包穴。公孫足太陰絡穴也。在足大指厲兌穴之後。

劉河間云。三焦為傳化。熱氣甚則傳化失常。張戴人則以風濕暍三氣合而為邪。王海藏謂風濕熱外至，生冷物內加，內外合病。仲景論傷寒吐利者，由邪氣所傷。霍亂吐利者，由飲食所傷。其有兼傷寒之邪，內外不和者，加之頭痛發熱而吐利者，是

暍熱極甚也

霍亂傷寒也

保命集云。傷寒霍亂者。其本在於陽明胃經者也。胃者水穀之海。主稟四時皆以胃氣爲本。與脾臟爲表裏。皆主中焦之氣。腐熟水穀。脾胃相通。濕熱相合。中焦氣滯。或因寒飲。或因飲水。或傷水毒。或感濕氣。冷熱不調。水火相干。陰陽相搏。上下相離。榮衛不能相維。故轉筋攣痛。經絡亂行。暴熱吐瀉。中焦胃氣所主也。有從標而得之者。有從本而得之者。有從標本而得之者。六經之變。治各不同。察其色脉。知犯何經。隨經標本。各施其治。此治霍

亂之法也

如青蠅共衣服用具。皆能傳染及之。
(病狀)下利清水。嘔吐不休。口渴不止。汗出肢厥。肌肉消削。皮膚皺縮。眼眶陷沒。顴骨及鼻梁突起。唇舌爪甲俱呈黑色。小便不通。耳鳴音啞。九竅皆虛。胸次苦悶。煩躁無暫安時。腿腳轉筋。痛不可耐。六脉沉微。竟至沉伏。按之將絕。應指模糊。陰液竭於內。陽氣越於外。雖遍身如冰。猶說覺熱。神識多明瞭。偶有稍昧者。發作強時。及見於絕脉期。然微幸移於恢復期亦有之。絕脉期體內多量之水分亡失。血液濃稠。致血行之障礙。諸組織

腿腳轉筋痛不可耐
西謂腓腸筋發疼
痛痙攣

滴行濁

之乾燥。諸分泌之閉止。呼吸不舒。精神頓減。若至液復興。則小溲必得單行。便通稀少。復轉為膽汁色素。口渴漸減。聲音稍開。瓜甲黑色消散。脉度按之漸起。身體雖見疲勞。亦可調護復於健康。

（療法）初起用苦辛合化。安胃殺蟲。佐以興奮心臟作用之法。以針灸注射施治之。不應則用急救回陽溫經通脉之劑。加以按摩手足。及食鹽炒熱。陽布熨於腹中。倘利少吐止。厥脉起。治法當養胃滋肺。不可用燥熱劫液。尤宜注意。

又有一種假霍亂。西名歐羅巴虎列拉。為是處多羅此病。惟本病非虎列拉菌而發。無傳染性。乃酷似前之真霍亂狀態。突然或以腹部雷鳴疼痛。嘔吐下利。脈息微細而急。竟發現前症之極相似。如患者衰弱。甚有臨於重症而至死者。其原因乃食餌之不衛生。與不良之飲料水或麥酒腐肉魚介菌類等之中毒。及感冒與精神感動等屬之。

（衛生）令安臥靜室。房中收拾潔淨。吐下之器。均用殺毒藥水。溫包下腹部。摩擦手足肢節及背。

使體[illegible]
生冷堅鞕之物。凡飲食之賦[illegible]十分注意
切不可使蠅飛集其上。初染輕度之胃腸症。急
須早加療治。侍疾之人。不宜行深長之呼吸。臨
床多呼吸。切勿太接近。

下痢

又名赤白痢　赤白痢　血痢　噤口痢

（西）名赤痢　急痢　疫痢　中名休息痢　一

（原因）由赤痢菌而發為急性傳染病。其毒存於
糞便之中。由種種之經路而入人體[illegible]集污
物之蠅。乃搬運病毒之媒介。故村落多流行之

廁圊及井户之構造不完。或於井邊洗濯污穢之衣。俱易使濁物混入井中。而來。本病之傳染。又於河川之上流。投棄或洗滌污物時。則其下流之住户以用此水。每出多數之患者。其他如食未熟之瓜菓。及諸般飲食之不攝生。常爲發生本病之原因。又或感受山嵐瘴霧。渴飲幽壑之水。貪涼伏暑。安卧濕地。皆罹此病。其流行之氣。多於五六月間起始。八九月兩最甚其猖獗之時。下等社會與壯年小兒。侵害尤多。曾患一次者。不能永獲免疫性。經久不治。則移行於慢性赤痢則為休息痢。

（病狀）初起糞便中雜以赤白垢。未幾即傳為痢。所下之物。係膿性粘液血便。並無糞便。或下白垢。或下赤垢或如魚腦。或純稠血。腹中雷鳴切痛。裡急後重。下亦無多。甚則肛門刺戟。肛脫腸潰。飲食不進。肌熱口糜。腹滿呃逆。呈出種種危候。當防肝絕胃壞之變。

（療法）初起投浣腸及緩下劑。或升解導熱。調和胃氣。次則用化濕殺菌。久痢不止。須以和血濇腸。溫脾益胃。脉來滑急。按之有力。則用凉血瀉

下利身熱不退脈細弱水穀不入者為死症經云腸澼下血身熱則死謂餘血下洩陽熱外浮陰陽離脫也若利後下血於其身其身發熱亦為死證痢後腸垢已竭下血於乃從陽入陰臟中無陽若色如魚腦此濕毒入腸者清熱和血色如黃蟹禍滿乃下焦虛寒亦非為死症需溫經散寒

積世有謂赤痢火白痢
寒者。誤。於理亦似。但赤色
而中土病腸氣弱者多
用溫藥始能治之。道西
法亦以對治初痢
嘔之九分備作嘔
亦痢少見候腹痛
易治。又痛乃實
醫世莫治

火之品。以清裡熱。

衛生。令靜臥安息。禁止起行。若強壯者。可減餐兩三日。虛弱者。食清淡之味。及滋養之品。禁用肉羹汁。炒炸諸硬物。乾飯麵包馬鈴薯粟餻等。亦不宜食如糜粥牛乳紅茶。食之使腸胃易於消化。溫包下腹部。使溫度常存。其預防法爲流行時。勿濫入他處之廁圊。不可飲不潔之水。毋接觸患者之襯衣被褥。毋食不消化之物。夜間臥時。勿使受寒。飲食起居。當格外注意。過飽貪杯杓非所宜。

瘧疾門

一又名痎瘧　癉瘧熱　牝瘧寒　牡瘧轉

西名麻拉利亞　間歇熱　弛張熱

原因　西醫謂為一種黴菌浮遊生存於土壤及空氣中。或肉食不果冷食物。或飲幽谷之水。空腹胃囊。貪涼伏暑。居住濕地。皆易罹此疾。有蚊刺傳染者。有露宿而得者。故山鄉僻處。病瘧是多。內經云。此皆得之夏傷於暑。熱氣盛。存於皮膚之內。腸胃之外。榮氣之所舍也。令人汗空腠理開。因得秋氣。汗出遇風。及得之以浴水。氣舍於皮膚之內。與衛氣並居。衛氣者晝行於陽。夜行於陰。此氣得陽而外出。得陰而內藏。內外相薄。是以日作。又曰瘧之為病。皆生於風。其蓄作有時也。蓋因先傷于暑。後傷於風。閉而不出。亦有待之於冬。而發之於暑也。

為狀。瘧脉自弦。弦數者多熱。弦遲者多寒。弦短者傷食。弦滑者多痰。其病先熱於寒也。俾人乃作。寒慄鼓頷。四末厥冷。腰脊俱痛。寒熱往來。必有定期。即於二十四小時。或四十八小時。或七十二小時之定確時期。發作一次。其未發之狀態。乃自二三日至十數日前。已覺身體違和。甚為衰弱、消化不良。發關節痛等前驅症。或毫無前徵。而倦怠嘔吐。突然惡寒戰。面呈蒼白色，胸中苦悶。眩暈失神。是為寒戰期。經一二小時後寒退，則漸漸覺熱。蓋內外皆熱。皮膚轉赤。頭痛如破。渴欲飲冷。體溫愈益昇騰。是為發熱期。至二三小時或少頃，即皮膚濕潤。脈度平復。體溫下降。全身發汗。人稍清爽。便覺疲勞倦怠而安熟睡。是為發汗期。如是每一發作數小時退後，卽復於常態。直至次回發作以前，毫無少許障礙。故西醫有間歇熱之名稱也。其邪在氣，則發早在血則發熱。淺則日作，深則間日。或在頭項，或在背中，或在腰脊，其在四肢者，風淫之所勝，隨所傷而作，爲上下遠近之不同也。—

瘧法疎解輕劑，佐以健脾利濕。寒多者，調和血氣；熱多者，瀉肝清胃。久瘧不休，法當滋養，或助氣，或溫經。察其虛實，而施治之。仲景云：脈弦小緊者，可下之。弦遲者，可溫之。弦緊者，可發汗及針灸也。浮大者可吐之。弦數者，風疾發也，以飲食消息止之。劉立之治瘧，先當化痰下氣，調理榮衛。易老云：夏傷於暑，濕熱閉藏，而不能發泄於外。邪氣內行。至秋。而發為瘧也。初不知何經受病。隨其受而取之。有中三陽者。有中三陰者。其證各殊。其治各異。

衛生食餌。以有滋養而消化容易者為宜。即米粥、牛乳、魚羹湯、瘦肉羹等均佳。禁飲酒及煎炙生冷諸物。且忌勞動。雖愈必復。其預防法。居家多擇向日。發陰濕之地。當開通溝道。勿出入於流行地。若不得已而必須旅行於其地。則宜選乾燥之時。勿於梅雨之候。務室內空氣之流通。夜間宜關閉窗戶。清晨或黃昏烟霧瀰漫

不宜野遊。若不得已外出。要飽膳以助其攻之
氣。免受陰霾內襲。

癸 痙症

（西）名破傷風　強直痙攣　驚風之類

痙症　痓病　剛痙　柔痙

（原）因內經云。諸暴強直。皆屬於風。又云諸痙項強。皆屬於濕。又謂因於濕者。首如裹。濕熱不攘。音讓排也大筋緛短。大筋緛短爲拘。弛長爲痿。肺移熱於腎。傳爲柔痓。金匱云。太陽病發熱無汗。反惡寒者。名曰剛痓。太陽病發熱汗出。而不惡寒。名曰柔痓。太陽病發熱。脈沈而細者。名曰痓。爲難治。太陽病發

汗太多因致痙。夫風病下之則痙，復發汗必拘急。瘡家雖身疼痛，不可發汗，汗出則痙。皆風濕熱三氣或由外感，或由內傷，血鬱熱蘊，筋絡受寒害，故非抽掣，又強直。多發於胎前產後，瘛瘲。創傷，抑鬱過飽之人，及嬰兒之因臍風而發者。西醫謂破傷風爲土壤塵埃中所生一種黴菌（黴菌眉物，中尖而青黑），附着於身体之損傷部，或接種部，遂漸次瀰蔓，以及全身。初則頭部強直，次而延至顏面背部四肢等處，全身緊張如棒，倒於床上。病延三五日後，呼吸促迫，心臟麻痺，竟至於死。其因外傷而發者。謂之外傷性破傷風。其嬰兒有因臍創而發者。謂之初生兒破傷風。其因風濕而發者謂之風濕性破傷風。此外則咸謂之原發性破傷風。

河間云。破傷風。熱燥甚。怫鬱在表而裏氣尚平者。善伸數欠。筋脉拘急。或時惡寒。或筋惕而搐此只論風熱症之破傷風也。

王肯堂云。諸瘡不差。榮衛虛。飢肌肉不生瘡眼不合。邪入之。爲破傷風之候。亦有因瘡熱鬱結着白痂瘡口閉塞。氣難宣通。故熱甚而生風者。

中或病名異同

先辨瘡口平無對汁者。中風也。邊有自出黃水者。中濕也。並欲作痓。急治之。

（病狀）病者身熱足寒。頸項强急。惡寒時。頭熱面赤目赤。獨頭動搖。卒口噤。背反張者。痓病也。若發其汗者寒濕相得其表益虛即惡寒甚。發其汗已。其脉如蛇。暴腹脹者為欲解。脉如故。反伏弦者痓。痓脉按之緊如弦。直上直下。痓病有灸瘡難治。太陽病其證備。身体强。几几然。脉反沈遲。此為痓。太陽病無汗而小便反少。氣上衝胸。口噤不得語。欲作剛痓。痓為病胸滿口噤。卧不着席。脚攣急。必齘齒。此言所以致痙之症狀也。療法。金匱治太陽症備。以括樓桂枝湯治風。以和營衛。清熱以潤津液。使風去濕行。而筋不燥。無汗以葛根湯。發汗中清經絡之熱。是發表中寓存陰之意也。葛根能潤陽明燥氣。以陽明主宗筋也。痙病。熱甚灼筋。必須急下救陰。以大承氣湯主之。瀉陽明之燥氣。而復少陰之元陰。石玉氏分經論痙。得中景傷寒之法。去葛根括樓而兼風藥者。殆從風痙而然也。若筋動項强而不柔和者。乃邪在濕溼。及兼風化。不可盡從風治。海藏分六經不及厥陰。張子和治痙以瀉熱平木。本諸風掉眩皆屬肝乘木。風煽動所致也。丹溪云。痙病與癇相似。比癇為甚。蓋因氣血大虛。挾痰挾火而成。藥宜人參竹瀝之類。不可用風藥。然痙之為病。感六氣內傷七情。均能病痙。外感必兼治風。內傷必兼治火。如產後亡血過多。與潰瘍膿血大泄。非大補氣血。溫養經脈。誠難挽救。李東垣云。破傷風者。通於表裏。分別陰陽。同傷寒證治。人知有發表。不知有攻裏和解。夫脈浮而無力。太陽也。在表宜汗。脈長而有力。陽明也。在裏宜下。脉浮而弦小者。少陽也。半在表半在裏。宜和解。明此三法可治。不中病者未之有也。此但云三陽不及三陰者。蓋邪在三陽如法早治。可以應藥。若在三陰。其證已危。斷非此方所能見功。若見腹滿下利。口燥嗌乾。舌卷卵縮。又無生理矣。又金匱之痙法。其目正圓者痙不治。謂其目直視不轉。爲陰絕陽强。故爲不治也。蓋痙病皆由血枯津少。不能養筋。或風或濕。燥化之爲病也。千金謂溫病熱入腎中則爲痙。小兒癇熱盛亦爲痙。是見陰傷筋燥無疑。

金匱設括樓桂枝湯葛根湯之二方。寓有存陰之意。治將成痙。太陽症尚未罷之方也。若既成為痙。非救陰不可。大承湯正治之法也。下後病勢已減。審係陽明。以白虎人參湯滌陽明之燥。如在少陰。以黃連阿膠湯養少陰之陰。服後或以竹葉石羔湯繼之。抑或此三方用於未服大承氣湯之前。中加竹瀝活痰清火。亦法外之清法也。西之療法以血清為最良。

爲之患者務令安臥陰靜之室。禁止音響訪問。及其他各種動作之刺戟。勿使之聞。以棉花填塞耳孔。食餌宜選流動性滋养物。預防法。經絡初受邪。未傳臟腑。四肢纔覺重滯。即導引吐納鍼灸按摩。勿令九竅閉塞。創傷手術時。即當注意。勿惓於防腐法。著初生小兒。有臍帶之傷。尤須加意防衛

麻疹

又名風麻　風疹　疕瘔　附發癍丹痧爛喉痧

〔西〕麻疹名仝　又名疕狀血斑狀湊合麻疹

又名麻子熱症　又名時疹痧

〔原因〕天行時氣。寒暖不調。呼吸不合舒。肺氣怫達。致風濕相搏。熱從皮膚而外泄。以肺主皮毛

也。有自患者之血液、淚液、涕唾、痰涎、呼氣，及肌膚之蒸發氣而傳染，為一種急性傳染病。凡人生平世必罹之疾，一次罹病之後，不致再有傳染。即所謂免疫質是也。有大病解後，餘邪外達，發為麻疹。麻與疹同類，麻色淡而小，疹色紅而紫。其發病之由相似。又有白㾦一症，多於溫熱証中發出，如糯如粟，色白形尖，不可不明辨麻疹㾦，辨而審處之也。蓋傷寒傳經，熱病汗出不徹，邪熱轉屬陽明，多氣多血之經，或由經入府，走熱邪蒸灼營傷，血熱不散，裏實表虛，出于膚腠之間其並有壯熱而仍兼憎寒者，斯時即咽痛煩渴，早用寒涼，則外益閉，而內火益熾，咽痛愈劇，潰爛日甚矣。若惡寒已罷，內火方張，寒涼泄熱，是所宜投，仍執辛散，則火得風，更熾，腫增爛甚，亦爲不宜。爛喉丹痧書所不載，起於近時，是風濕熱鬱於太陰陽明二經，結毒所致，其色或淡黃，或深黃者，此係痰火所致，皆可治之症也。如爛至小舌鼻塞者，合眼朦朧者，并有元氣日虛，毒氣深伏，色白如爛皮樣者，皆不可治之症也。爛喉痲疹治宜升解表邪，使之透發，次用清裡退熱濕重者，如以導濕之品，身熱氣喘，乃肺胃火甚，須開鬱清火，疕痦與麻疹治法略同。推初起於升解中，必兼活血運濕，或佐以辛散。人患瘄如雅之疹，另有專科療法，勿庸贅述。斑疹謂之陽毒，先以升表，次施清裡退熱，宣肺滌胃，邪從外達，熱不内蘊，自無陷裡之变。至於白痦一症，初病要解表滲濕，清裡透邪，若漸陷於營分，投以清營滌肺化濕，邪氣盡泄，亦無留滯中綏之虞。丹痧先須解表，透達為宜，即或宜兼清散。總以散字為重，所謂火鬱發之也。苟漫用寒涼，則外蓋閉而內火益熾，咽痛愈劇，潰腐日甚矣。當寒熱之時，非散表不可；若惡寒已無，內火方熾，寒涼泄熱，是所宜投。此症愈後，每有四肢痠痛、不能屈伸之狀，因火爍傷陰，終失所養，宜進滋陰。爛喉痧治法：屬風熱者，治宜清透；濕熱者，治宜清滲；痰火凝結者，治宜清降。蓋邪達則痧透，痧透則爛自止矣。若過用寒涼，勢必內陷，其害可勝言哉。

〔衛生〕麻疹痊瘉，身體靜臥於溫煖之室，決不可為戶外之逍遙。室內宜流通清潔之空氣，設雖幕以遮蔽光線顏面要背窓戶以避眼之羞明患者口渴難堪時不宜飲以冷水此時宜漫盥湯或温牛乳等食餌要清淡滋味或雞蛋肉羹於其傳染時固宜避之然亦人生所以經過之症過良性之流行時不妨受此等之傳染俾得為免疫性即小兒亦不妨接觸患者若於惡性之流行時則當禁止小兒外出與病兒接近也發斑之衛生有異於此窓牖宜開以通空氣火爐蒸氣勿設室內飲食宜少忌油膩之品食流動易化之物渴飲百沸湯為最良白糖亦須禁

亂慌亦不宜過於温色非衰慌之症病室亦是查明且丹痧爛喉痧之防衛略相彷耳

附疙瘩考證

疙瘩為時疫之一考吾國新舊字典疙字正韻魚乞切音起正字通云疙頭上瘡突起也俗稱疙瘩而瘩字未收不知不知撰自何人古方書如内難論暑均無是説可見古人善於衛生不罹斯病惟攷正隆陽公集拯濟方有言自天眷皇統間生於嶺北次于太原後及燕薊山野村坊頗罹此患至今不絶互相傳染多致死亡至有不保其家者狀

如雷頭瘟攻内則咽喉堵塞水葯難通攻外則頭
面如牛視聽俱非杜絕聞見病惡命危汗之益深
疎利頗遲可見天行疙瘩瘟之病自金熙宗年間
始有是病發生後來如李東垣辨惑論有漏蘆散
及消毒丸治時毒疙瘩惡證吳又可瘟疫論治疙
瘩瘟發塊如瘤遍身流走旦發夕死以三稜針刺
入委中三分出血並服人中黄散喻嘉言醫門法
律有言口鼻所入之邪必先入中焦以次分布上
下則胃中為濁營衛阻而血凝其釀變即現中焦
如俗稱疙瘩瘟之症宜疎以達之兼以解毒藥衛

既通來勢追拔勿使滯淤方為盡善張路玉醫通云時行疫癘乃非常有之病唯疙瘩之闖門暴發暴死穢氣過亢不敢妄加名目王養吾晰微補化全書有云所稱疙瘩瘟者內非不病也特現于外耳惟以清熱解毒治之從內從外因病而施方能中病劉松峰說疫治疙瘩翻其症先寒後熱渾身發疙瘩赤紫黑色不治即死宜服參連散外以透骨草黃龍尾煎水洗此症一名紫疙瘩與疙瘩瘟迥異嗟夫疫症觸患傳染甚速死亡在呼吸之頃救療爭毫忽之間名目繁多疙瘩乃時行之一種

茲特歷考古人名言治法以為焦思廣益之助且本年為太乙天符之歲運難保無疫癘之發生當作未雨綢繆互相研究庶無忝司命之天職云爾

以上病狀所述之痘瘄多見於酒後傷風暴外達與麻疹同類與此篇所論痘瘄瘟相去千里臨床辨明幸勿疎忽

脚氣

脚腫　濕脚氣　乾脚氣　痿痹

(西)名濕痹　又脚風　緩風　脚弱

(原因)東垣云脚氣之疾實水濕之所為也蓋濕之傷皮肉筋脈而屬於下盤亦有二焉一則自

中西生理論畧 上篇

仲瑜氏訂

《中西生理论略》引言

《中西生理论略》为三山医学传习所教材之一，陈登铠编，成书于1912年，分上下两册。陈登铠在北洋海军任职期间对西医的优势感受很深，他认为如果医家不能洞悉生理则临床治疗也只能是隔靴搔痒，在近代中国积贫积弱的历史背景下，更无法达到通过医学思想保种强国的愿望。故陈登铠于中西医学取长补短，“遵内经原理并参西法之解剖学，编成生理论略”。上篇为人种结体理由、气血、五脏六腑图、十二经气血流注及功用说明、十二经脉络之关系、奇经八脉、高士宗部位说、脑部、骨髓部、皮肤部、筋肉部、骨格部、营卫生会之气。下篇为天年、阴阳二气、标本中气、五运六气、人有四海、五态之人、果报之说系于种类、十五脉络之支别、冲阳太溪太冲部位之脉、周身脉度、脏腑六合、根结、人身左右十二偶经经穴、医论。

閩侯縣陳登鎧編輯

中西生理論畧

總發行所三山醫學傳習所

中西生理論畧

中西生理論畧序

今世論衛生尙矣然使叩以一身之所由來與夫皮膚骨格之所構造筋膜血肉藏府經絡精液腦髓之所關係茫然不知烏從而愛護之使勿失其常度爲國民生命之所寄設非醫者洞悉生理研究精詳病至莫察其原病去莫名其功隔靴搔癢倀倀相逐又烏從而盡其天職有以達其保種強國之願力耶先哲之言曰不爲良相則爲良醫又曰用藥如用兵責任顧不重哉是以西國皇家首重醫士每有興業聚人之處必有醫士監察其食息起居以及

衞生之法以防傳染之原因余在北洋海軍與泰西醫士相處十餘稔觀其醫學於人體形質上確有實驗藥物於理化上亦足徵究治法與華元化眞人諸論畧相等惟經氣脈絡之功用五運六氣之周行外感內傷之變症傳經猶有未盡究極之憾吾人當取所長而略所短勿執偏見壽人壽己豈不懿與茲遵內經原理並參西法之解剖學編成生理論略全卷分上下篇爲醫學之主要能知此中大略而於陰陽配合構造人體之功能庶乎有以窺其涯涘矣

民國壬子陰歷荔月中浣晉安陳登鎧鐵生氏識於榕南留香精舍

凡例

一是書遵內經所論人體生理並參泰西之解剖學互相考證作述相半未敢師心自用也

一泰西之生理學名詞雖異實與內經同義註釋已詳讀者注意

一篇中註釋有論中而註西有論西而註中者即截長補短之義以爲完全也

華

中西生理論略全卷目錄

上篇

下篇

根結
人身十二偶經經穴
附醫論

中西生理論略全卷 上篇

閩侯縣陳登鎧編輯　男崇　洪書嫣　仝校訂

人種結體理由

造化之生萬物乃感陰陽及五運（金木水火土五行）六氣（風寒濕熱燥火）之生化而成也其在天爲氣在地成形形氣相感而化生萬物矣易曰大哉乾元萬物資始乃統天至哉坤元萬物資生乃順承天（孔子曰天何言哉四時行焉百物生焉天之生化應於四時此其義也）內經陰陽應象大論與天元紀大論並云夫五運陰陽天之道也萬物之綱紀也變化之父母生殺之本始（陽生陰長陽殺陰存）神明之府也（生化無窮合散不測非神明莫能已也）鬼臾區曰

生生化化品物咸章。上生指有情有知下生乃無情無知上化指有形有質下化乃避陼形質皆禀元靈之氣之所化育爾 如人禽虫獸草木金石果穀之類。雖分爲胎生卵生濕生化生動物植物有知識無知識之不同。推其源流。無非感天地陰陽生化之氣而成者也。但禽獸魚蟲草木果穀金石之屬當合地利相宜方能生長其種未能遍傳而人體禀氣含靈得天獨厚其傳最遍普諸世界無遺漏焉惟北氷洋以外天氣純陰無陽不生孤陰不長天不足西北是處終年無日光未聞有人種世之相傳鴻濛開闢厥初有盤古氏作男女肇基其事荒渺難稽然人種必有由來揣其理由定亦相感五運陰陽之氣聚氣成形生精變血漸化爲人若泰西天演家與猶太所論生命源流謂始生一塊物蠕動于水面其次化爲魚其次魚而有肺有腸其次化爲古獸其次化爲猴其次猴化而無尾其形似人卽漸化爲人之由始如今之生番野人有知識而無教育上古之人蓋亦如是及三皇五帝出伏羲氏教人倫制嫁娶而人道立就人體之常論之男二八天癸至屬陽應日故精日盈及旦乃萌（陽事及旦乃興）女二七天癸至屬陰應月故血月溢及期乃通其變也難以豎論男子聚精完實（古者男三十而娶女二十而嫁卽此義也）氣旺慾生陽火內熾陰囊收縮則睪

音膏丸之氣運於精囊而輸精於子宮睪丸者男子性分之本也身中一切性質皆在睪丸强壯之能力男子全身除腦隨外未有如此之貴重者陰囊者睪丸之袋所以保護睪丸而包之提之者也膜內裝液脈絡膜成於血管支給血液于睪丸體强者陰囊縐積多而緊弱者縐積縱而垂靈樞經云莖垂者身中之機陰中之候津液之道也故飲食不節喜怒不時津液內溢乃下流于睪血道不通日大不休俛仰不便趨翔不能此病縈然有水不上不下 女子經行之後必有一日絪縕之時如春風和煦百花欲開之象氣蒸血熱如醉如癡太西醫士謂女子陰中有卵巢如男子之睪丸組織在內其位置在腹膜下而外有白膜包纏內如柔軟纖緯所成狀如組織血管甚多旁有喇叭管其口名剪綵女子月經行後卵巢中成熟卵種兩三個躍入喇叭管爲剪綵逐漸送向子宮十日之內得遇精虫則相感化不遇精虫則卵用女體脫下爲無用之物女子情動因

由

電之引力（即氣血熱蒸）使子宮之吸引勃脹而生空地誘導男精入內（太西布洛秋氏解剖深驗謂精蟲圓頭長尾形如蝌斗余謂當精初出時氣足則見頭圓而後拖隨之氣力自是長尾之象豈眞蟲耶至如極良之顯微鏡視之始見有細微之物能活動于精內未幾即死而不知精熱氣旺經露驗時其氣必收縮纖小其活動者氣也未幾精冷氣消自不活動耳及交合時精與卵相感勻化爲一形非精蟲之食卵也明矣）適時交媾陰陽會合男精得卵種互抱而化結爲胚胎（是月女子之天癸不行蓄而養胎）其象中空一莖透起形如蓮蕊一莖即臍帶蓮蕊即兩腎也（胚胎之包有兩帶長短不同一係臍帶一係包內兒口所含而吸生氣外係脾絡而戴于腎前）未有此身先有兩腎故曰腎爲先天乃藏府之本十二脉之根（人之有尺脉猶樹之有根枝葉雖枯槁根本將自生尺脉腎脉也）呼吸之本（丹田之氣上交于肺而爲呼吸）三焦之源（腎爲一身之樞腎氣旺則三焦之氣化靈）而人資之而爲始也先生兩腎猶太極之生兩儀天一之水生木而後肝成（膽附之）木生火而後心成

（包絡附之）地二之火生土而後脾成（胃附之故曰後天之本在脾）土生金而後肺成五藏既成而六府隨之筋肉繼之四肢乃具百骸乃全皮膚毛髮隨而成之男之愛情篤陽氣盛結爲男胎男胎之腹如釜中正圓高以男胎面向母背則兒之背脊抵腹故有是形也（脉息左大爲男）女之愛情篤陰氣盛結爲女胎女胎之腹如箕上小下大以女胎面向母腹則兒之足膝抵腹故有是形也胎係于脾（土爲萬物之母生于土亦歸于土）故初孕則母不欲食或嘔吐吞酸喜食鮮味四肢困倦（脾主四肢）戴于腎故有孕便多間隔（腎主前後二陰）數月後胎氣稍滿壓于尿胞使小便頻數兩脚腫硬將

産則腰痛無所措痛不可耐其常也計足二百七十日而生其變也或二百一十日或七百餘日而生乃子宮有餘與不足也當胎滿足其母之蓄力瘥而胎壓于膀胱故多溲胞之餘氣結爲水胞其膜甚薄大如小杯及期水胞破便知兒身轉出胞衣之外女人交骨開兒頭由陰戸出胞衣下瘀血隨而行之既生之後母之天癸化爲乳汁其常也乳斷經行其變也彌月卽行或過歲而行行則易孕（帶乳有孕兒之體質虛弱當另覓乳媪方能壯實）兩胎之結陰陽之氣兩盛猶豐年之麥穗兩岐也

爲人之德行性質罔不遺傳於兒女故子女之强弱視夫父母交搆之精神疾病衰老之父母不生壯健之兒推獅扯象之父母不誕柔靡之子牧馬之夫猶不以衰弱之牡馬交尾於牝馬況於人乎父母之行狀氣質與兒女大有相關世之爲父母者愛子之心無所不至必不願生敗壞之子女而不欲生善兒乎日豫修其德夫妻宜相親愛陰陽和平所遺之氣質自得溫和爲母者當存寬度以睦其夫言談行事不可偏癖生子必賢

血氣

黃帝曰人生先成精（腎乃藏精故未有此身先有兩腎）精成而腦髓生骨爲幹脈爲營筋爲剛（助肉之力方能收縮運動）肉爲牆皮膚堅（温衞人體防邪内侵）而毛髮長穀入于胃脈道乃通（胃氣納穀則昌失穀則亡有胃氣則生無胃氣則死故取之右關以驗趺陽之脈）血氣乃行高士宗云人之一身皆氣血之所循行也呼出心與肺吸入肝與腎三焦出氣以溫肌肉膀胱津液隨氣而潤于皮毛故曰三焦膀胱者腠理毫毛其應也六臟六腑爲十二經脈以榮氣行于脈中衛氣行於脈外一氣周流健行不息氣與血無處不有人之所以生也然血多出則人或可生氣外脫而人即立死足見氣猶重於血也西人謂血液含有人體

構造及修養之材料（所以變血生精養氣助力長成及排泄功能）而營養身體之組織且收集排泄物（如汗糞尿涕淚諸濁氣）試以顯微鏡其中有小血盤其液體有二種一曰赤血球圓扁而平有彈力性應時變性（隨氣而化隨氣復生）又復原形（此種血球其彈力性似逐濁物排泄于外）其色黃一曰白血球其數不及赤血球之多（約五萬之一）其作用出血凝固入肉樸滅病菌（此種血球其凝固性以抵外邪之內侮）又有淋巴管（即絡脈之支別）全身到處有之與血管相交（經脈相連）性質稀白帶黃色雖血液供給榮養物直接不能傳各細胞故淋巴管先受血液中之榮養物而頒細胞吸收微血管滲於組織中而復還於血管交流作用又受細胞中之排泄物

（淋巴液一稱吸核集合處在腋下及頸之兩側並腸間此腺爲淋巴液之濾器故有圓形液中若吸收毒物卽留此間而作腫結化膿諸病）此等作用皆淋巴液之所司掌也蓋淋巴液者卽內經所云脉絡也血之循環由經脉行於絡脉傳於孫絡（孫絡小絡也在于毛竅之內絡脈之支別也）循環血液榮養周身徑直爲經橫者爲絡絡與經皆有血也孫絡之血起於包中之血海乃衝任二脉之所主其血則熱肉充膚澹滲皮毛皮毛而外肺氣主之皮毛之內肝血主之（乃肌肉之血）其經脉之血則心包主之乃中焦取汁奉心化赤之血也（經云諸血皆屬于心）血海之血行於絡脉心包之血行於經隧又有汗腺在眞皮中被圍許多血管而依各管開口於表面排泄汗液

即內經所云玄府者汗空也至如神經系在於全身腦脊及諸器官（觸物感覺不由內想）與反射機能者（卒然電閃則眼不覽自閉美味入口則不覺垂涎）皆亦人之心與腦之靈也周身血脉皆係於心每有感觸如電之速先及於心而達於腦故心不在焉雖有所觸皮傷血出而不知痛睡熟雖移其手足而心未覺而腦亦不靈也人身之氣有三曰養氣曰育氣曰炭養氣行於肺之氣胞內肺之氣胞外面則有微血管網纏之此即肺動脉之細流從心臟之右室支出其中血液色作暗紅色乃多含炭養而乏養氣者當時在氣胞內新入之清潔空氣多含養氣通過

微血管與肺之氣胞薄膜由氣質之交流作用收養氣放炭氣於是暗紅色之血液復變鮮紅經肺靜脉而還流於心臟之左房其在氣胞失養氣含炭氣由肺臟之縮力爲呼氣之排出於體外也此即內經所謂宗氣營氣衛氣也

五臟六腑圖

肺藏正面

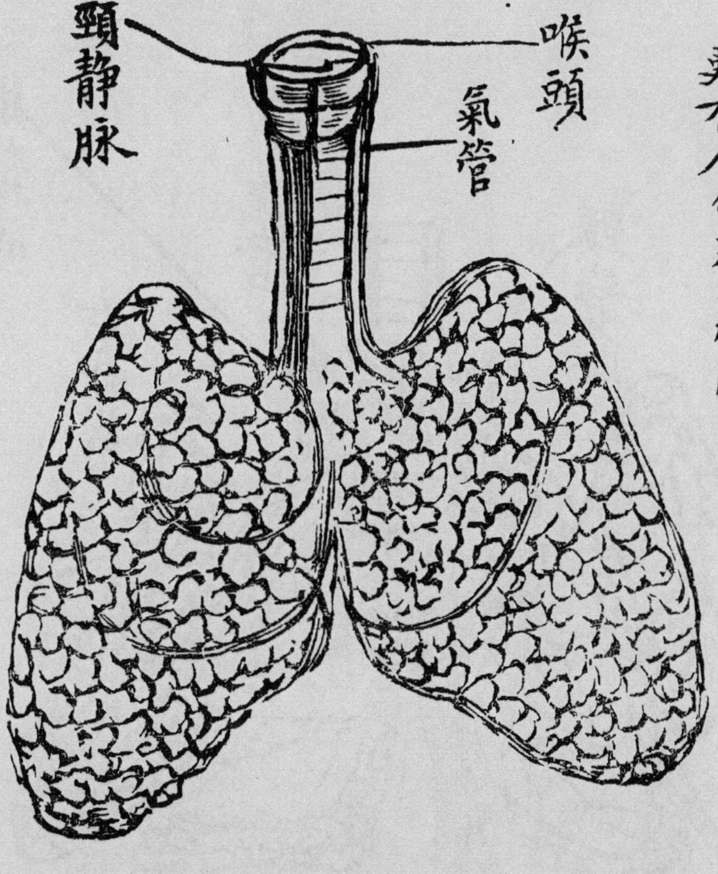

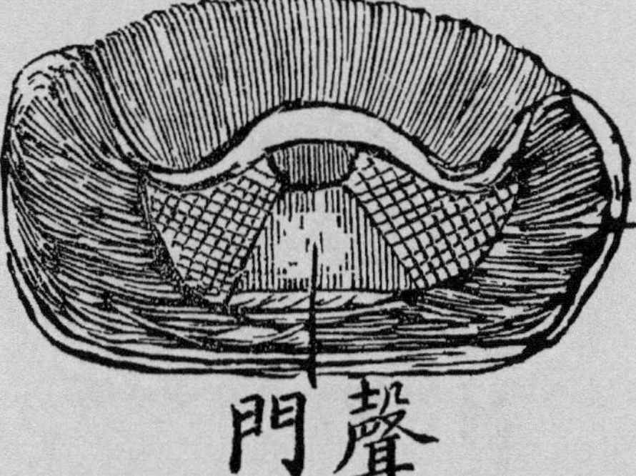

肺藏剖開

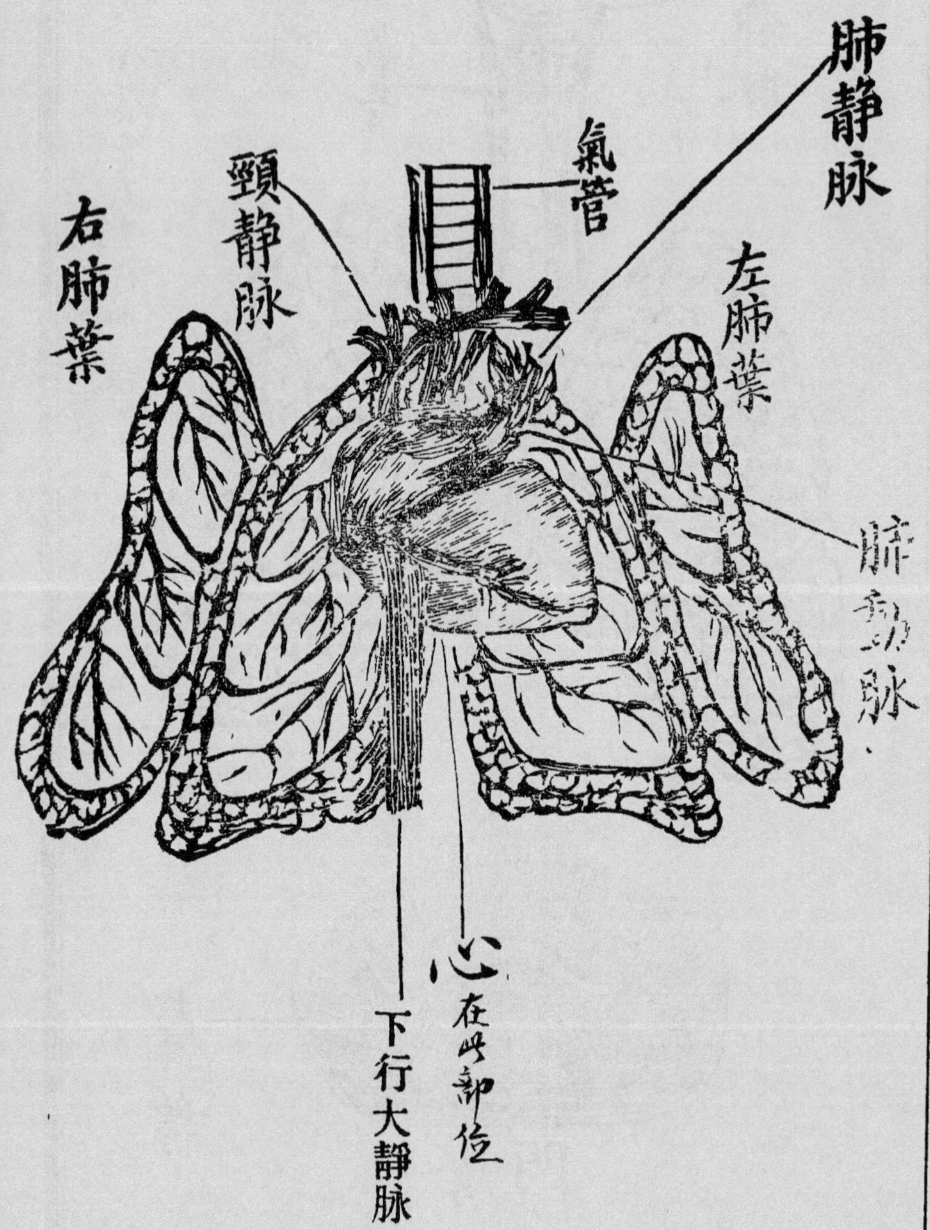

心藏正面

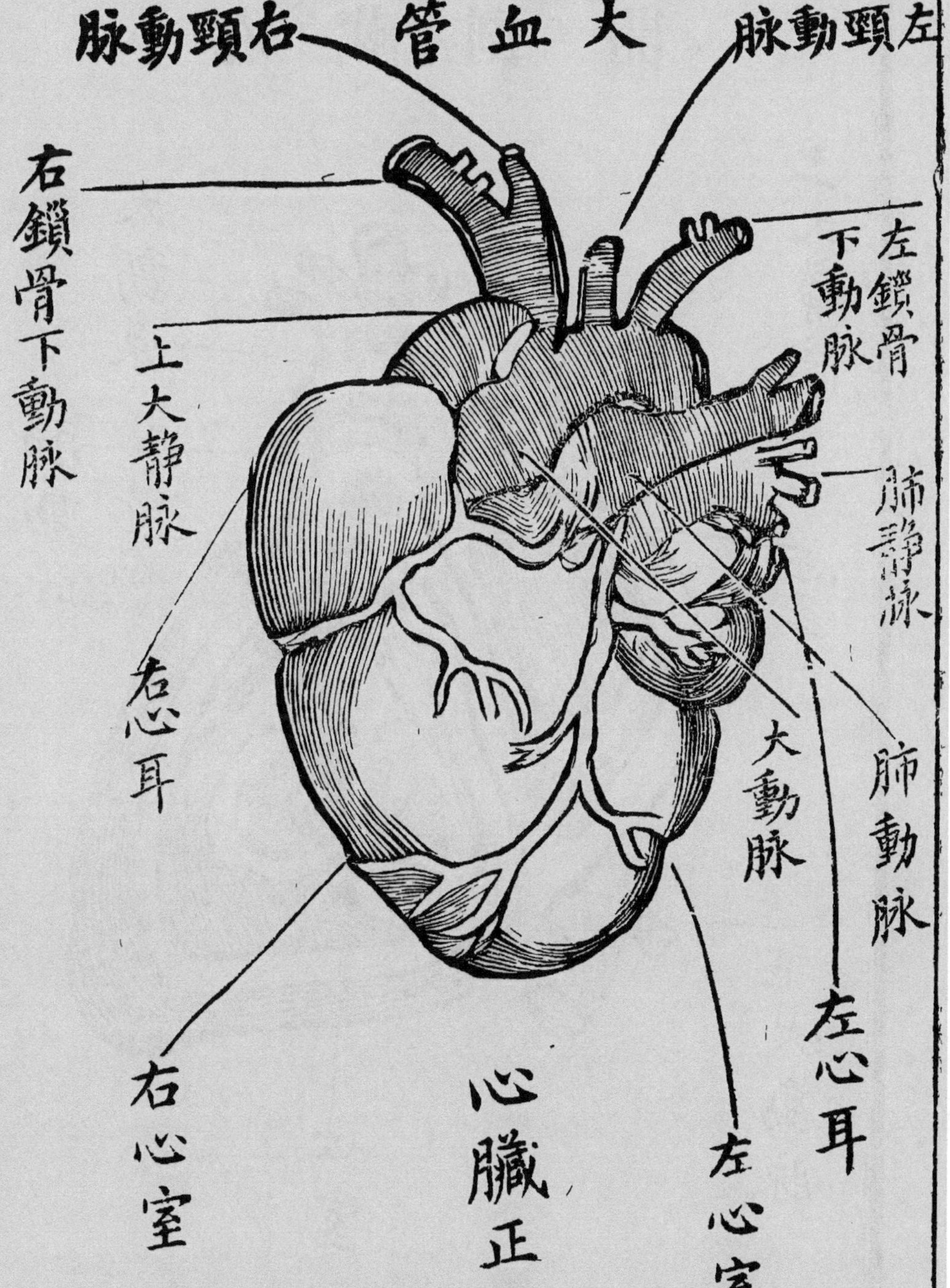
大血管
右頸動脉
左頸動脉
右鎖骨下動脉
左鎖骨下動脉
上大靜脉
肺靜脉
右心耳
大動脉
肺動脉
左心耳
右心室
心臟正面
左心室

心藏剖開

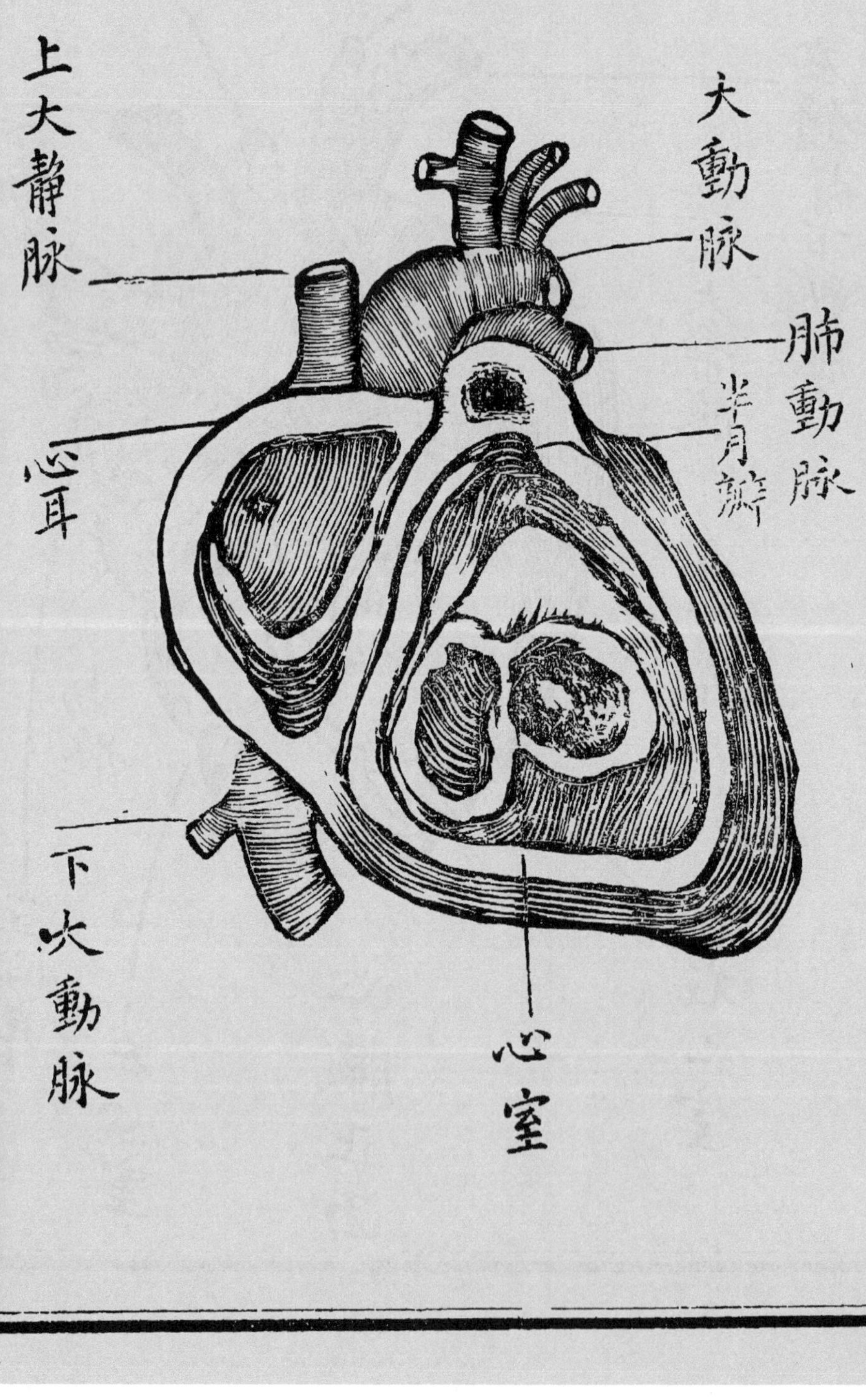
上大靜脉
大動脉
肺動脉
半月瓣
心耳
下大動脉
心室

面正藏肝

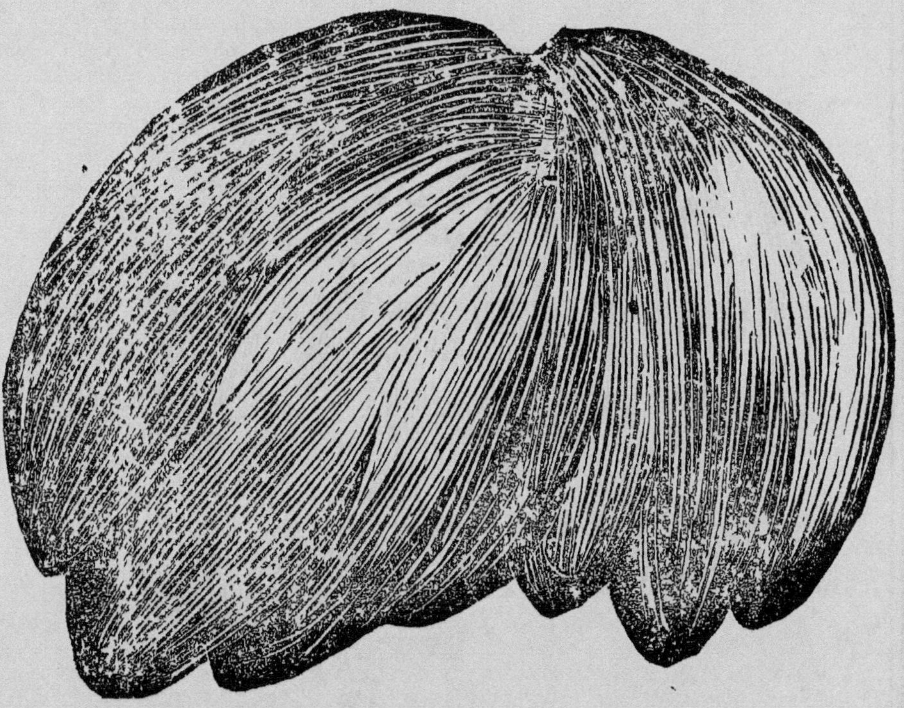

肝藏背面

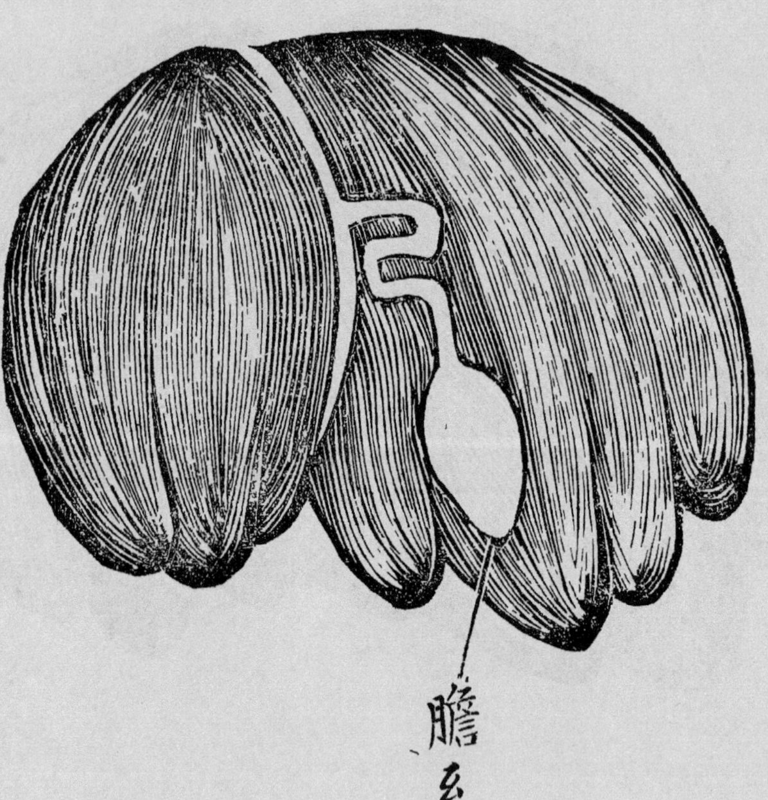

胃府正面

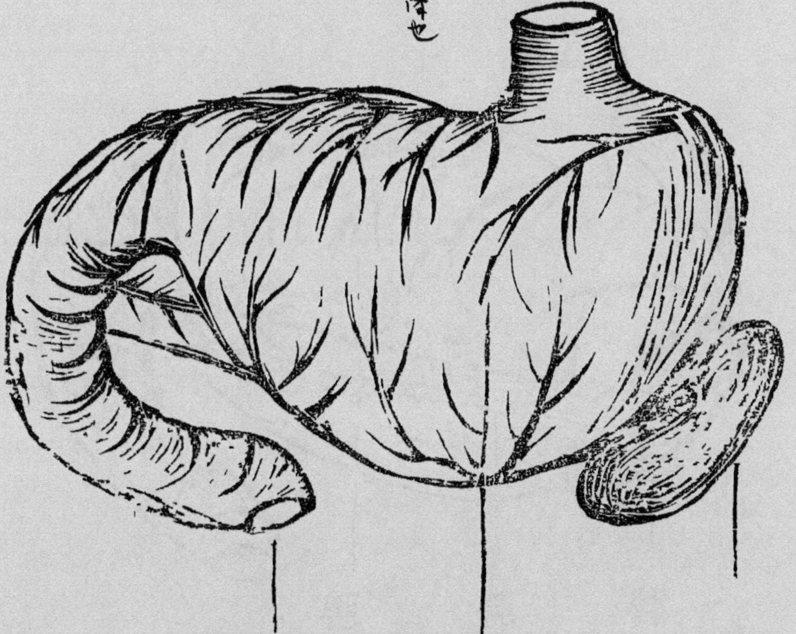
胃之上口名食道又名賁門
脾臟
當中脘主腐熟水穀
胃之下口即小腸之上口

胃府背面

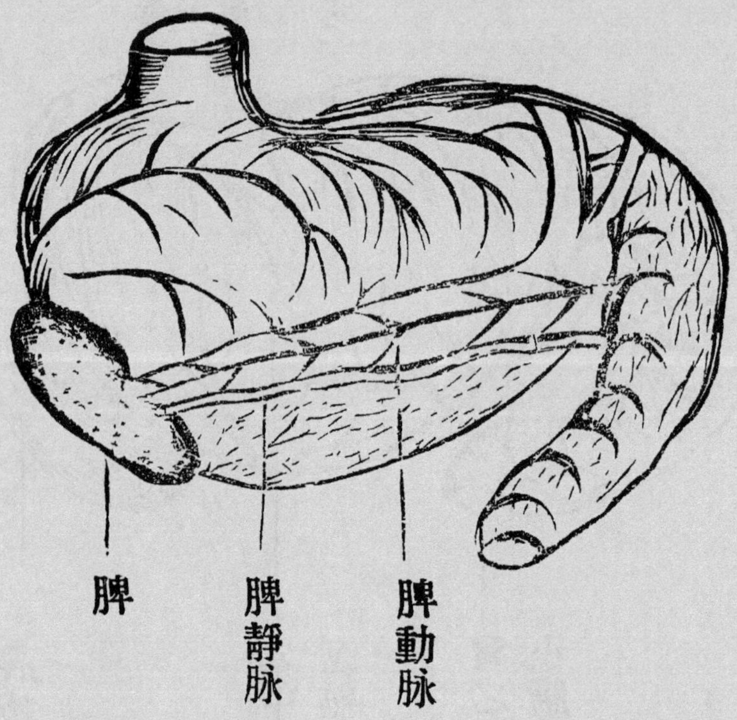

上鬲脂膜

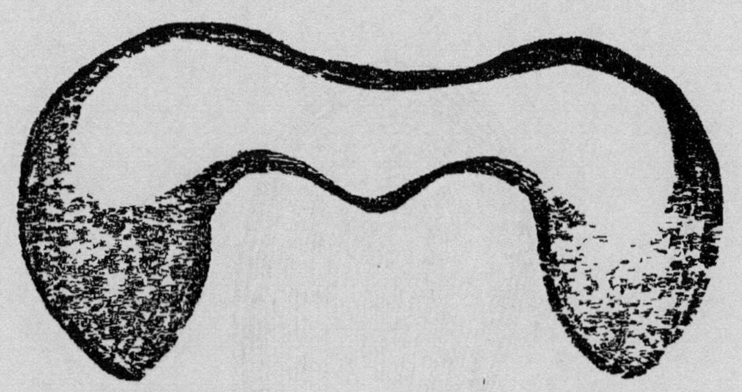

脾藏

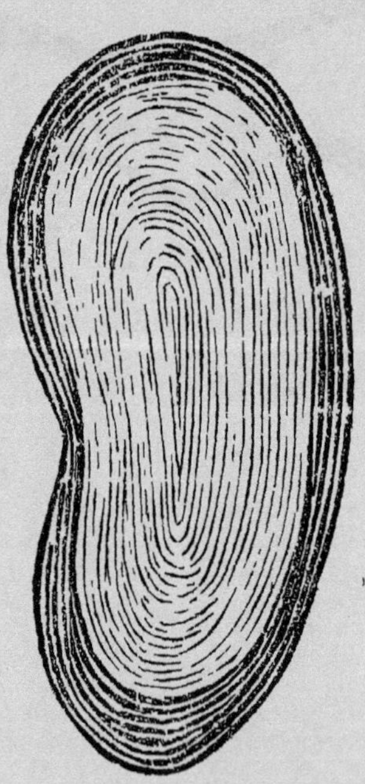

腎藏正面

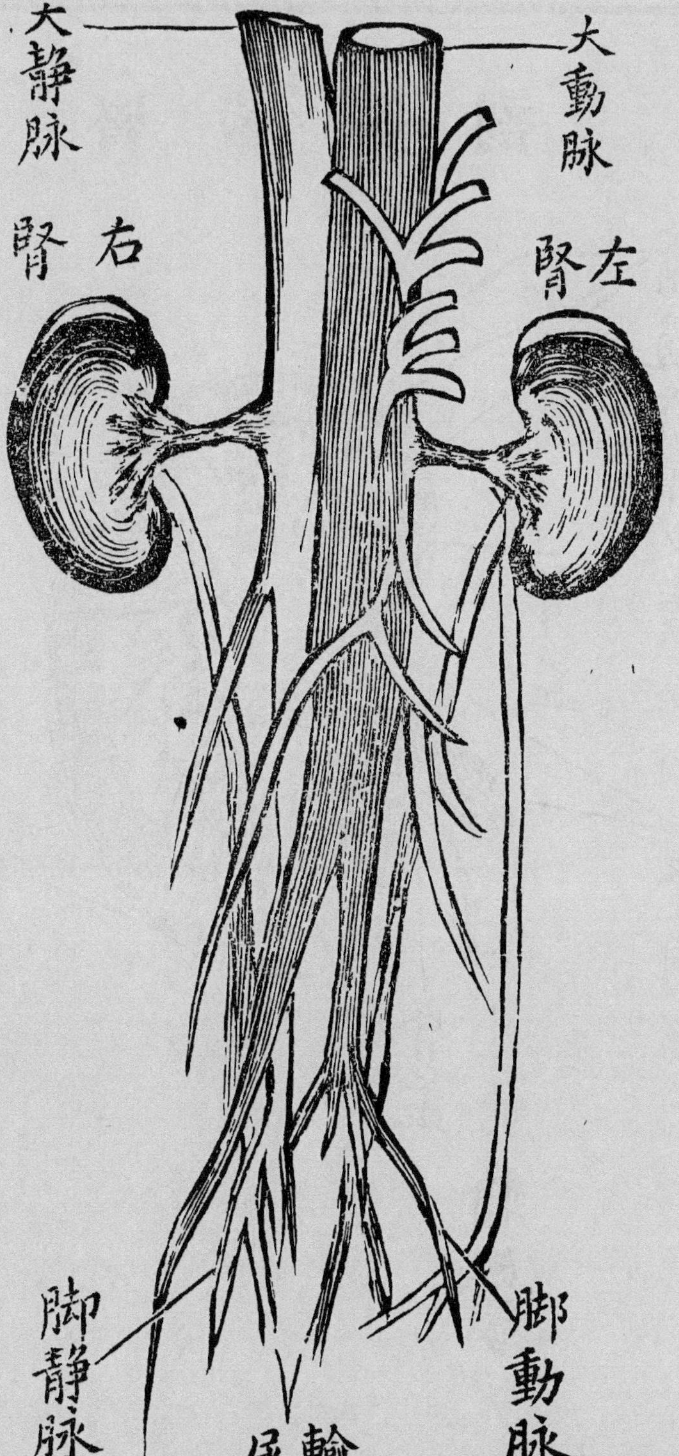

此血脉管卽血絡也上貫腦背下達脚跟（音根）故臂（臀）爲全身之樞

腎藏鮮剖

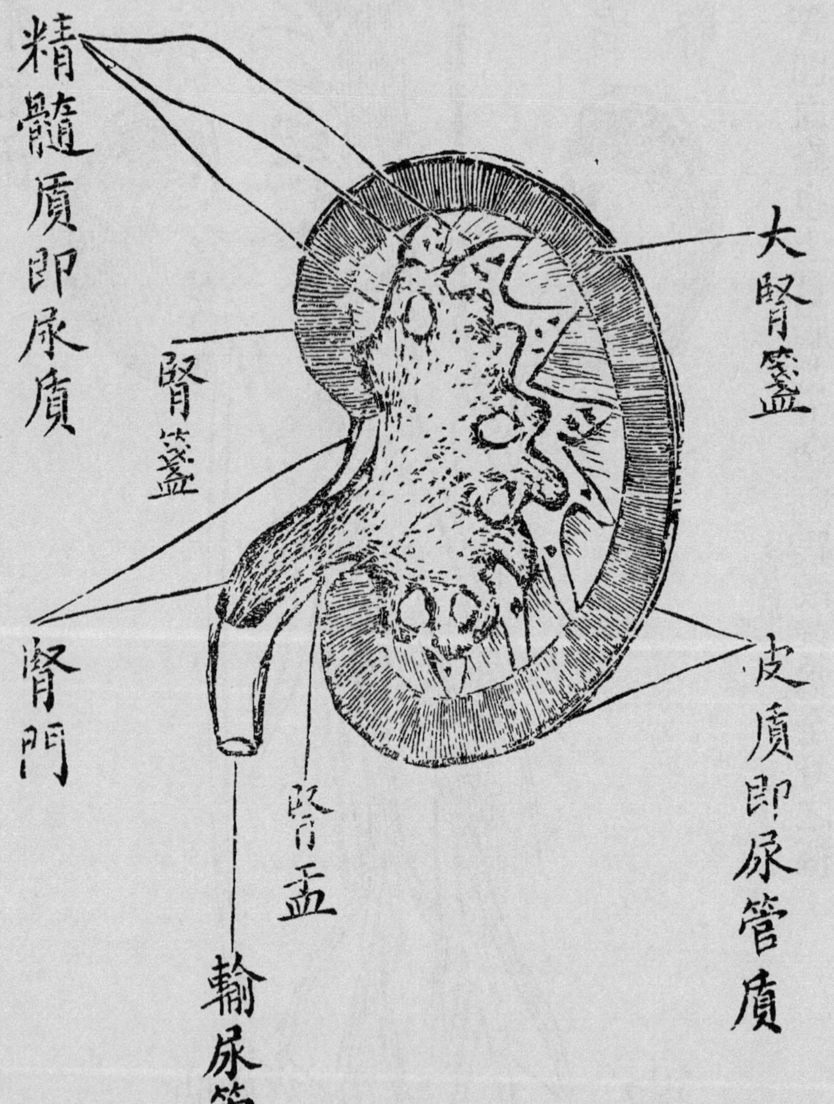
精髓質即尿質
腎盞
腎門
腎盂
輸尿管
大腎盞
皮質即尿管質

膀胱府

膀胱有下口無上口氣化則溺

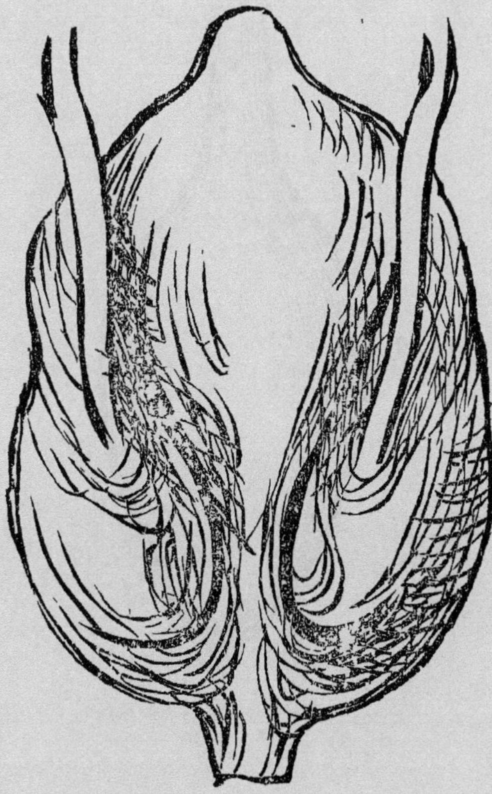

胆府系於肝

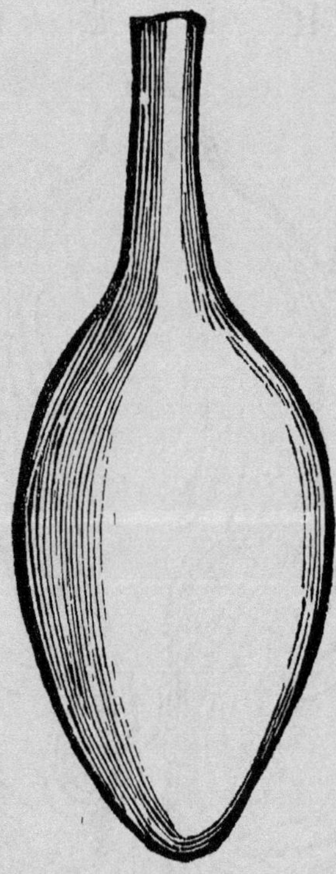

大腸府

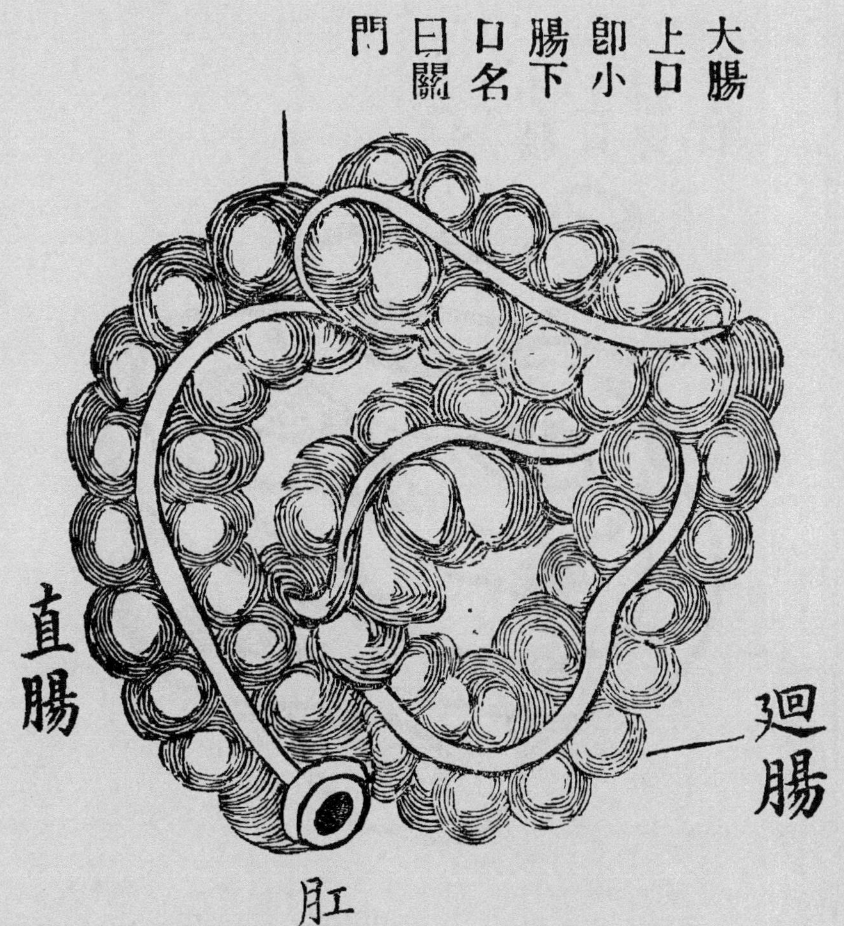

小腸府

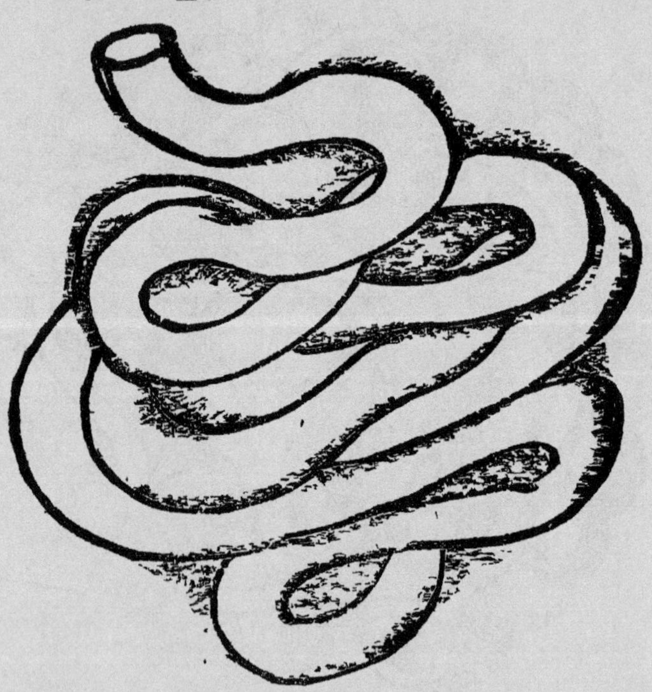
小腸上口即胃下口
小腸下口即大腸上口名曰闌門

腦部

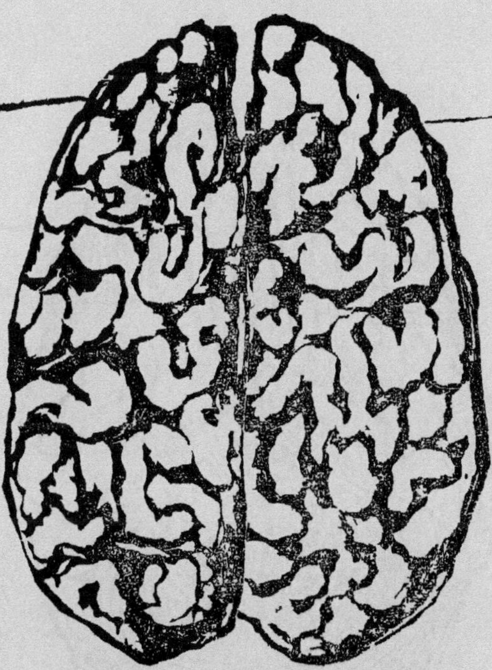

腦部

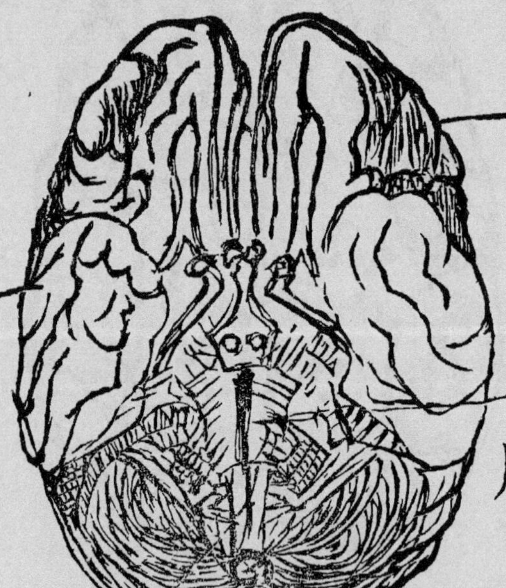

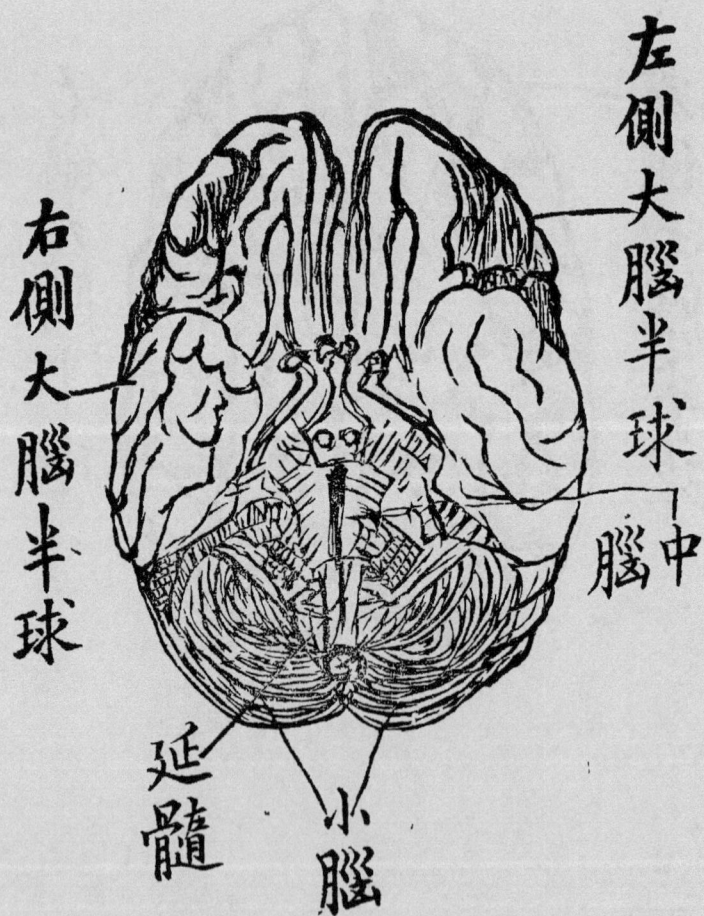

十二經氣血流注及功用說明

肺部（呼吸器）

肺臟屬金主氣存魄與大腸相表裏爲腎之母天連水也脉行手太陰經位居西方其色白其味辛難經曰六葉兩耳凡八葉西解剖以肺分左右二翼細察之左爲二葉右爲三葉因心臟之大半在左側故左肺較小於右肺（似此爲正）其形四垂附脊之第三椎中有二十四孔行列分布以行諸藏之氣爲藏府之長爲心之華蓋以覆諸藏（凡一切藏府之氣皆熏蒸於肺而應於脈）虛如蜂窠下無透竅吸之則滿（吸入肝與腎）呼之則虛（呼出心與肺）一呼一

開

吸消息自然（諸氣皆屬於肺）司清濁之運化爲人心之橐籥經曰肺者相傳之官治節出焉（心居肺之中肺爲外衛代君主行事散布氣血於周身）其合皮也其榮毛也開竅于鼻涕出于肺五氣入鼻存于心肺心肺有病而鼻爲之不利也通于秋氣是經多氣少血寅時氣血注于肺西之醫學謂肺居喉頭之下運氣管末端二分成左右之氣管（脈絡也）支入于肺藏而氣管支之末端分枝爲小氣管（脈絡以通諸氣運化旋轉）小枝管又分細枝末梢終于囊（輸變血液）即名肺胞（肺葉也）又氣胞者也爲肺藏之實質也氣胞氣管枝血管也而肺動脉管（連於心藏之脈管）入肺藏成毛細管纏絡于氣包（以行氣輸血）氣胞內常

有新鮮之空氣血脉及隔膜攝取酸素（食入于胃輸精於肺合大氣而爲酸素變紅化血）且放炭酸（推陳致新濁氣外泄）暗紅色之血液漸化鮮紅色而肺內空氣由呼吸運動新陳以達之呼吸運動由肩下肋骨之筋肉緊縮而舉上肋骨橫隔膜成扁平體下降壓及腹則胸廓爲之擴大而肺臟之彈性擴張空氣自口腔及鼻經氣管入肺內而達于氣胞是也肋骨間之筋肉弛緩則橫隔膜之收縮亦弛緩而昂起胸廓於是縮小肺藏亦從縮小肺中之空氣從口鼻而流出于呼氣也呼氣含水分（由胃所傳天氣亦有水分乃潤澤之氣也）及炭酸（不潔之濁氣）且有不潔臭穢之氣而溫度稍高（濁氣排泄溫度外達）是皆

血液中離排泄於體外者也吸氣含酸素之常量清潔空氣吸入合胃液而變淡紅色化血常量含之而呼氣含酸素甚少以是酸素之化入血液中也呼吸者氣管支及於肺藏合成而口腔鼻腔喉頭附屬之喉頭兩側壁會厭之處彈力性突出緊爲聲帶喉頭四壁以小軟骨爲小匣曰甲狀軟骨在肺管上部喉頭左側曰環狀軟骨曰盃狀軟骨均在肺管喉頭上是也此諸軟骨皆附帶細小筋肉得動軟骨弛張聲帶者中央有一裂口經云會厭者音聲之戶也平時則聲帶弛緩便空氣出入而不發音響若欲發音則聲帶緊張口狹窄而從空氣出入聲緣震動發音響者而更受唇齒舌之干與而成言語也

經云口唇者音聲之扇也舌者音聲之機也懸雍垂者音聲之關也頏顙者分氣之所泄也氣管專司呼吸出入之氣不能容納形質之物若肺管破損則聲響音歧有形質之物誤落管頭便反射鼻腔而出或癆病胃液乾燥不能輸精於肺則喉間氣管强硬胃之食道縮小食難下咽所飲入之湯水刺於喉頭亦由鼻腔而出如口內小舌縮短或潰爛食物入咽不能直接於食管即着肺之喉頭而反射於鼻腔

心部

心臟屬火主藏神乃循環器之生部位居南方其色赤其味苦身之主也脉行手少陰經經云君主之官神明出焉

居肺管之下膈膜之上有膈膜遮蔽濁氣不能上蒸肺葉護於外（心存肺內氣血相輸循環不息以行周身）在胸腔之中樞着脊之第五椎（故神堂在第五椎下神道在兩旁即西之所謂交感神經也）其象尖圓形如桃實其中有竅多寡不同難經云七孔三毛以導天眞之氣下無透竅傍肺管之處有四系以通四臟（即西醫之謂各動脈及各血管之系）外有赤黃脂包裹（名曰心包絡）其合脈也其榮色也開竅於舌（舌爲心之苗）汗出於心通於下氣是經少血多氣午時氣血注於心西之醫學謂心之內爲心室筋肉甚厚收縮之力極大左心室最厚其力亦大射血液於周身內腔有縱隔爲左右二腔各以瓣膜上下二房右腔瓣膜

曰三尖瓣左腔瓣膜曰二尖瓣又僧帽瓣（左心室處）右腔上房曰右心耳又右心房右腔下房曰右心室左腔上房曰左心耳又左心房左腔下房曰左心室左右心室各通一大血管而在右室者曰肺動脉左室曰大動脉各心室與大血管之間有瓣膜曰半月瓣凡心臟內之諸瓣膜輸血之逆流右心耳（右腔上房）通於二大血管其一曰下大靜脉其二曰上大靜脉此二大脉管導血液而注於右心耳既而右心耳（右腔上房）收縮則血液啓三尖瓣（即右腔瓣膜）入右心室（右腔下房）右心室收縮而三尖瓣亦緊閉血液即啓半月瓣（在肺動脉之下方）入肺動脉而後

分布於肺臟內取酸素鮮紅色（胃液入肺變血其味有酸質）由肺靜脈（在肺動脈之上方）還心臟入左心耳（左腔上房）左心耳收縮則入左心室（左腔下房）左心室收縮則僧帽瓣（左腔瓣膜）亦緊閉卽啓半月瓣（在左方肺動脈之下）入大動脈（在肺動脈之上方）其大動脈從左心室逆行於上又灣曲下行其灣曲部支出數枝其枝分右手者曰鎖骨下動脈（在沕骨之上）其一枝上行至右頸脈爲動脈其一枝亦至左頸動脈其一枝至左手者曰左鎖骨下動脈其本幹下行腹部而分數條分布諸內臟而本幹二分至兩脚此等血管各分細枝（卽人身之脈絡）又更分細枝至不能視出極微小之處（支別小者爲孫絡）謂之毛細管血之

至毛細管則所含之酸素及營養物透於筋肉骨骼與皮膚等並諸組織內循環不息

心包部

心包臟屬火。難經言其無形。滑伯仁曰。心包經一名手心主。以臟象校之。面心下橫膜之上。有黃脂包裹者心也。脂膜之外有細筋如絲者心包也。此說為是。言無形者。非也。即心腔之外。黃脂包裹。以護心藏。與心相合。非另居其位。故有謂心包絡。為心外衛之絡也。脉行手厥陰經。按靈蘭秘典論。十二官獨少心包一官。而多膻中。膻音誕、又音祖、朱肱曰、心下有膈膜與脊脅相周回遮蔽濁氣膻中者。臣使之官。喜樂出焉。今考心包藏屬於膈上。系於胸腔。正値膻中之所。位居相火。代君主行事。爲臣使也。此一官乃心包無疑矣。心是五藏六府之大主。其包絡爲君主之外衛。又名膻中。又名手心主。所以亦有主名手三陽之脈。散絡於心包。成時氣血注於心包。五藏加此一藏實六藏也。西醫謂心包有少量之漿液。包裹心臟。及出入心藏之血管首端也。且分爲體壁部、府側部二部。府側部卽心藏外膜。直接包裹心藏。於心藏之上部。前後出兩個突起包裹。其所出之血管在前方者。包肺動脈。與大動脈。自其

起始至上方。約三分三釐。在於後方者。包所出心房之靜脈幹。此兩突起有一橫溝。互相隔離。曰心囊橫竇。（孔也）

肝部

肝藏屬木。存血含魂。（肝虛則神昏目如有所見）位居東方。通於春氣。其色蒼。（青也）其味酸。脈行足厥陰經。經云。將軍之官。謀慮出焉。在膈之下。着脊之第九椎下。其係上絡心竅。下無透竅。膽附於右之短葉中。是經多血多氣。其合筋也。其榮爪也。開竅於目。淚出於肝。（肝絕則目張不明）難經謂肝左三葉。右四葉。凡七葉。滑氏曰。肝之爲藏。其治在左。其藏右脇。在腎之前。並胃着脊之九椎也丑時氣血注於肝蓋入穀於胃脾爲輸轉游溢精氣于肺變紅四達而通於腎（爲胃之關）由腎及肝使膽仍引於脾而後散布周身其質入小腹化渣滓於大腸故曰肝爲腎之子乙癸同源也西之醫學謂肝藏者身體中最大之線也（其力量極大氣血兩旺性最勇敢）位居於胃之右方（居胃之旁與胃相並）分泌綠色或黃褐色之膽汁貯於膽囊內然後注入於小腸之始端則入十二脂腸之內（食物過十二脂腸時與膽液出管相合注於十二脂腸十二脂腸者小腸也）

膽部

膽者肝之府也屬木助肝分泌綠液榮養心氣脈行足少

陽經難經云膽居肝之短葉中其形如囊式長色綠大如小桃存盛精汁內經云中正之官決斷出焉是經多血少氣子時氣血注於膽華元化曰膽者中清之府亦號曰將軍主存而不瀉藏象曰凡十一藏皆取決於胆人之邪正勇怯于此詹之故字從詹又胆者擔也有胆量方足以擔天下之事胆汁充盈則肝之氣旺血足筋脈得養心火不熾血入之肢體強健遇事勤而不怠肝性本仁以胆助之仁者必有勇也西之醫學謂胆長形葉狀之線也在胃之下方（是在肝葉中居胃之下方）分泌脾液之性與唾液相類變澱粉爲葡萄

糖變脂肪爲乳狀音崩而食物之過十二脂膓之時與胆輸出管相合注于十二脂膓是膽液復助脾之轉輸

脾藏 脾部

脾狀屬土司健運助胃之消化而輸精於肺主裹血溫五臟有散膏涵養四旁而充肌肉爲後天之本肺之母也喜燥而惡濕位居中央通於土氣土旺於四時之末其色黃其味甘存意與智脉行足太陰經難經云形如刀鐮與胃同膜而附於上之左俞當脊十一椎下內經云脾者諫議之官知周出焉其充肌也其合肉也其榮唇也開竅於口

涎出於脾統諸血是經常多氣少血已時氣血注於脾西之醫學謂與膵藏直接及假肋骨隣接而在横隔膜下成扁平之長圓體含無數之血管與淋巴管(吸液管也傳送製造血液之用)其作用爲清凈血液及製造血液中之白血球其中有靜動脉水穀入胃聞聲則動動則磨胃俾助胃氣而運化食物使五味澱粉(物質)爲葡萄糖(化爲甜質)變脂肪爲乳狀(食物入胃脾爲運動使穀化爲膏脂而成津液)

膵藏一名胰藏在胃之後脾之大絡也成扁平之白色線右連於十二脂腸左接脾藏其輸液管自木側通於輸膽管分泌膵液其色透明

胃部消化器

胃者脾之府也與脾相表裏屬土主宗筋脈行足陽明經經云倉廩之官五味出焉爲食管之一部膨脹而成也其形橫屈長短大小量入之體裁不相同位居於身之左側故胃之大絡虛里穴係居左旁橫在膜膈之下上口與食管續接名曰噴門當中名曰中脘下口通於小腸名曰幽門胃壁之內有粘膜隆起飲食皆入於胃胃中見熱則虫動虫動則胃緩胃緩則廉泉開故涎下胃司消化飲食之入口由胃管入於胃中其滋味滲入五藏游溢精氣上出於肺暢達四肢布護周

身其質入於小腸乃化之而入大腸始分清濁濁者結於廣腸清者入於膀胱分爲溲溺五汁同歸於脾化血而行十二經而存於肝氣血化精流注於腎是經多氣多血辰時氣血注於胃𠾃言曰胃者彙也號爲都市五味彙聚何所不容萬物歸土之義也西之醫學謂喫食之後食物充滿胃壁之隆起擴充而至不止其痕跡中間有許多凹點即胃線之開口部也自此處分泌胃液而混合食物胃之壁有三種（謂之內粘膜三層得食則隆起勃脹）而收縮振盪使化胃液爲十分浸潤其上之食管乃筋肉之管（非若肺管之有軟骨也）形狀稍傾左方在下脊

柱之前部通過膈膜食物相接之際可以擴者而二層平滑筋入其管內因蠕動使食物輸送於胃中由此看此食道之發端口腔諸器官之運動不隨意筋替之故食過口腔之下吾人則不知所爲也

腎部 泌尿器

腎藏屬水爲肝之母也位居北方通於冬氣其色黑其味鹹唾出於腎而淚亦出於腎主存志脈行足少陰經其合骨也其榮髮也開竅於陰主前後二陰 經云作強之官伎巧出焉精之所存形如豇豆圓扁長式相並而曲比肥皂莢大加

三分之二附脊之十四椎下係於兩旁相去同身寸之一寸五分外有黃脂包裹（西醫謂之附腎）各有二帶上係於心下趨脊下大骨在脊骨之端如半手許（尿胞位也）中有兩穴是腎帶經過處上脊髓至腦中連於髓海（腎虛則腦力減記意痿令人善忘）華元化曰腎者精神之舍性命之根又腎者任也而任周身之事故強弱係之甲乙經曰腎者引也能引氣通於骨髓卮言曰腎者神也妙萬物而言也兩腎左右開闔正如門中棖闑（棖音騰闑音臬如門中橫木也）故曰命門一陽處二陰之間水火既濟也（男女交媾於精泄時氣浮身熱命門火動也）內經陰陽離合論云太陽（膀胱經）根於至陰（腎也）結於命門名曰陰

參吾醫鑑同說

中之陽、靈樞曰、命門者目也、是則太陽脈起於目、而結於命門、（太陽之脈起於目內眥、）卽在腎俞之中央、膀胱之上方也、黃庭經云、上有黃庭、下關元、後有幽門、前命門、是居關元氣海之間耳、（西人謂腎門也）是經常帶多氣少血、酉時氣血注於腎、西醫謂腎藏在於腰脊之左右、一對蚕豆之器官也、由各一條輸尿管、（所謂下兩條趨脊、下大骨、在脊骨之端、故腎爲泌尿器、經云腎乃胃之關也、關門不利、則水聚氣停、故又曰諸水皆生於腎）連結膀胱、有彈力性之囊、而一時蓄尿、然後經尿道輸送於體內、（由腎出而達於膀胱）腎藏內緣變形部分名爲腎門、（卽命門之火氣變形）腎門者大血管分布開闔也、其出其入皆在此處、（卽所云振闔也）輸尿管上部亦自此進入腎藏內膨脹而為腎盂其內壁有筋肉質形圓椎狀之突起甚多（其質如筋肉甚結體色黑紫輸運精氣當於腰脊之間一身賴之蓄力）各突起開夥多之泌尿管（其管行氣輸尿於膀胱）腎之動脈（卽各上帶由心而下）分布於腎之組織中為細網或迂曲迴轉為絲球狀（卽黃脂包裹）而末端相集為腎靜脈出於腎藏（由腎之曲處而出）

小腸部

小腸屬火心之府也故曰心與小腸相表裏脈行手太陽經經云受盛之官化物出焉又云膀胱移熱於小腸使隔腸不便（氣厥論云）其位後附於脊前附於臍上左迴疊積十六曲小腸上口在臍上二寸（同身寸之二寸）卽胃之下口水穀由此而入

復下一寸外附於臍爲水穴（由此輸氣滲入膀胱）當小腸之下口至是而泌別清濁水液滲入膀胱滓穢流入大腸是經多血少氣未時氣血注於小腸西醫謂腸之上部曰十二脂腸其長如十二脂幅胆脾二液之輸出管會之十二脂腸之下曰空腸空腹之下曰廻腸（即小腸下口）此三部即小腸也凡長二十尺蜿蜒迂曲塡下腹腔食物至此部則概逐消化而由小腸筋肉之蠕動食物漸次轉下入於大腸其粘膜多含血管且有無數皺襞使廣其面積以便分泌及吸收而令食物緩緩通過之用黏膜面密生細刺形如天鵝絨絨毛之

表面有乳頭形之細胞內充微血管及淋巴管綱乃乳糜管之末端（以分泌腸液）

大腸部

大腸屬金肺之府也所以暢達肺胃之氣故曰肺與大腸相表裏經曰傳道之官變化出焉脈行手陽明經大腸上口卽小腸之下口名曰闌門廻腸者以廻其疊也廣腸卽廻腸之更大也直腸乃廣腸之末節也下連穀道卽爲肛門（排泄濁穢於體外）後陰又名魄門總皆大腸也是經多氣多血卯時氣血注於大腸西醫謂大腸之首部爲盲腸（小腸下口）次曰上行

結腸（卽迴腸）在右側次曰橫行結腸（卽廣腸）橫於臍下次曰下行結腸（卽直腸）在左側次曰直腸以肛門終（卽穀道）食物之殘塊達於大腸則水分漸減退爲半同態之物（卽泌別清濁水液）且大腸內固有細菌（卽腸間之脂防混合滓穢腐化）食塊則腐敗爲糞便其粘膜無絨毛其口徑大於小腸身中又有腸間膜（卽素問痺論篇所謂肓膜也）腹腔以有胃腸肝脾諸藏其位置而不混亂者以腸間有膜脂腸也其裏面與藏器密切處分泌粘滑液少許防諸藏器摩擦之患其作用殆與胸腔內之胸膜同（因此分爲三焦以別其上中下之界各守其職）

膀胱部

膀胱屬水腎之府也經云州都之官津液存焉氣化則能出矣（藉三焦之氣化）脈行足太陽經着脊十九椎居腎之下大腸之前無上口有下口聯於前陰溺之所出當臍上一寸水分化處是爲小腸下口乃膀胱之際水液由此別迴腸隨氣泌滲而下其出其入皆由氣化入之氣不化則水入大腸而泄瀉出之氣不化則閉塞下竅而爲癃淋腫脹主氣化者言其能得氣化而津液外達滋潤於皮毛也若水道之專司則在三焦之府故經云三焦者決瀆之官水道出焉言其熱氣布護使水道下出而爲溺也內經兩出字一爲

外出（氣化則能出之句）一爲下出（水道出焉）千古罕明其旨維前輩陳修園辨之最明又膀者旁也胱者光也言氣血之元氣足則津液旁達不窮而肌腠皮毛皆因以光滑也是經多氣少血申時氣血注於膀胱西醫謂之尿胞在骨盤內膜囊也（卽腎帶下條趨於脊下大骨處在脊骨之端是腎帶經過處）一方通尿道尿液充滿（亦云只有一口三焦之熱氣化能充滿）則膀胱之筋收縮而尿道弛緩排出尿於體外膀胱與尿道相接處有强靭之輪狀筋纖維以括約之不使尿漏出是謂膀胱括約筋膀胱容尿之量亦有定限過度卽催尿外出然亦可隨意主持之當泌尿時括約筋弛緩其四圍交叉之筋收

縮以逼尿於體外。膀胱尿既充滿。不宜久忍不放。有害於溺器。尿有酸性黃白色之液也。健康無病之尿素若食鹽及水之白色。有病的之成分混合砂糖或蛋白質則水濃淡之不同。

輸尿管乃極薄之管（熱氣易薰蒸）共一對附於脊柱兩旁降下於小骨盤內與膀胱之後壁相連而斜開其口

三焦部

三焦屬火。心包絡之府也。經云決瀆之官。水道出焉。脈行於少陽經。上焦在鬲膜上。當於胃之上口。主納而不出。中焦當胃中脘。居胃之屬。主腐熟水穀。蒸津液。化精微。上注於肺。化而爲血。（變酸素爲淡紅）以奉生身。（由肺達於四旁）下焦當臍之下。主出而不納。是經少血多氣。亥時氣血注於三焦。中藏經曰。三焦者人之三元之氣也。總五藏六府內外左右上下之氣。三焦通則內外左右上下皆通。其於周身灌體。和內調外。榮左養右。導上宣下。莫大於此也。又曰焦者熱也。滿腔中熱氣布護。能通調水道也。上焦不治則水泛高源。（喘欬嘔吐噎呃之屬）中焦不治則水留中脘。（作痛脹悶痞結之屬）下焦不治則水亂二便。（泄瀉淋濁頻溲小腹墮結之屬）三焦氣治則脈絡通而水道行矣。故腠理爲三焦膀胱之應本藏篇曰密理厚皮者三焦膀胱厚粗理薄皮者三焦膀胱薄疏腠理者三焦膀胱緩皮急而無毫毛者三焦膀胱急毫毛美而粗者三焦膀胱直稀毫毛者三焦膀胱結論勇篇曰勇士三焦理橫怯士三焦理縱叉手少陽之經脉散落心包下膈循屬三焦西之醫學所謂油膜連網指此也陳修園云三者取象三才其腔腹周圍上下全體包羅不遺也虞天民以包涵藏府之脂膜其說雖屬理想庶乎近矣而越人與王叔和李東垣輩皆疑其無形後人多宗其說是未深究内經之義而徒於氣化中着想誤矣

十二經脈絡之關係

經者藏府之所行經脈也徑而直者爲經支而横者爲絡經行氣絡行血有陽絡陰絡人身有八萬四千毛竅三百六十五絡經脈十二者伏行分肉之間深而不見諸脈之浮而常見者皆絡脈也諸絡脈皆不能經大節之間必行絕道而出入復合於皮中其會皆見於外絕道者絡脈之行末處其脈在腦及皮膚等處最多至末處又漸合而大乃分肉之上浮而能見者即西醫之所謂迴管其血復迴於經故出而復入

心爲藏小腸爲府屬火

心包藏三焦爲府屬火

肺爲藏大腸爲府屬金

肝爲藏膽爲府屬木

脾爲藏胃爲府屬土

腎爲藏膀胱爲府屬水

手太陰肺經手少陰心經手厥陰心包經（此三經之脈皆從藏走至手）手陽明大腸經手太陽小腸經手少陽三焦經（此三經之脈皆從手走至頭）足太陽膀胱經足少陽膽經足陽明胃經（此三經之脈皆從頭下走至足）足太陰脾經足少陰腎經足厥陰肝經（此三經之脈皆從足上走入腹）謂之十二經

肺經脈絡　肺手太陰之脈

廣側隅也寸口寸脉也魚掌骨也魚際掌骨之上穴名
下肘中循臂內上骨下之廉
此節在入寸口之上句
手太陰證
中焦在中脘即附小腸著胃之涵膜屬之手脾以五行論脾土生肺金故肺脉起于中焦
腹所以生毛者三陰皆出腹下厥陰少陰之血從太陰肺氣之化洩出于腹故生毛
心主即指手少陰見心臟

手太陰之脈起於中焦（腋旁中府穴） 下絡大腸還循胃口上鬲屬肺從肺系橫（出）在腋下下循臑內（臑音儒臂之節也） 行少陰心主之前（少陰之脈）（下循臑內後廉行太陰心主之後交會之處） 入寸口（寸口之脈在入掌骨之下） 上循魚際（在寸口之上）（出其端） 出手大指之端（少商穴） 其支者從腕後直出次指內廉而交於手陽明大腸

大腸脈絡

手陽明之脈起於大指次指之端（次指商陽穴） 循指上廉出合谷兩骨之間上入兩筋之中循臂上廉入肘後廉（上下（血池也））上臑外前廉上肩出髃骨之前廉上出於柱骨之會入缺盆絡肺下膈屬大腸其支者從缺盆上頸貫頰下入下齒中還出挾

口交人中左之右右之左上俠鼻孔（鼻旁迎香穴）而交足陽明胃絡

胃之脉絡

足陽明之脉起於鼻交額中（起於鼻額在目下承泣穴）傍約太陽之脉（太陽之脉從顛入絡腦）下循鼻外入上齒中還出俠口環唇下交承漿却循頤後下廉出大迎（頰車下側）循頰車上耳前入循髮際至額顱其支者起於胃口下循腹脇至氣街中而合以下髀關抵伏兎下膝臏（音牝膝盖骨脚之轉處）中下循脛外廉下足跗入中指內間其支者下廉三寸而別入中指外間又別跗上入大指間（在次指兌厲穴）

而交於足太陰之脾脉

脾之脉絡

足太陰之脉起於大指之端（隱白穴）循指內側白肉際過覈骨（音學）後上內踝（音跨）（两旁突起）前廉上踹（音端脚跟也）內循脛骨後交出厥陰之前膝股內前廉入腹屬脾絡胃上鬲俠咽連舌下其支者復從胃別上鬲注心中循腋下（大包穴）而交於手少陰之心脉

心之脉絡

手少陰之脉起於心中出屬心系下鬲絡小腸其支者從心系上挾咽繫目系其直者從心系却上肺下出腋下（極泉穴）

挾

下循臑內後廉行太陰心主之後下肘內循臂內後廉抵掌後銳骨之端入掌內後廉循小指之內（少商穴）而交於手太陽之小腸脈

小腸脈絡

手太陽之脈起於手小指之端（少澤穴）循手外側上腕出踝中直上循臂骨下廉出肘內側兩筋之間上循臑外後廉出肩解繞肩胛交肩上入缺盆絡心循咽下膈抵胃屬小腸其支者從缺盆循頸上頰至目銳眥入耳中（聽宮穴）別頰上䪼抵鼻至目內眥斜絡于顴而交於足太陽膀胱脈

巔

然谷在內髁（音跨）下前一寸

膀胱脉絡

足太陽之脉起於目內眥上額交巔其支者從巔至耳上角其直者從巔至絡腦還出別下項循肩髆內挾脊及腰中入循膂絡腎屬膀胱又其支者從腰中下挾脊貫臀入膕中從髆內左右別下貫胛挾脊內過髀樞循髀外從後廉下合膕中以下貫踹（音端足跟也）內出外踝之後循京骨至小指外側（至陰穴）而交於足少陰之腎脉

腎之脉絡

足少陰之脉起於小指之下斜走足心（湧泉穴）出於然谷之下

循內踝之後別入跟中以上腨內出膕內廉上股內後廉貫脊屬腎絡膀胱其直者從腎上貫肝膈入肺中循喉嚨挾舌本其支者從肺出絡心注胸中（胸前俞府之穴）而交於手厥陰之心包脈

心包脈絡

手厥陰之脈起於胸中（出乳後天池穴）出屬心包下鬲歷絡三焦其支者循胸出脇下腋三寸上抵腋下循臑內行太陰少陰之間（卽肺與心脈亦循臑內同會之處）入肘中循臂內入掌中循中指出其端（注於中指中衝穴）其支者從掌中循小指次指而交於手少陽之三焦

脈

三焦脉絡

手少陽之脉起於小指次指之端（無名指關衝穴）上出兩指之間循手裏腕出臂外兩骨之間上貫肘循臑外上肩交出足少陽之後入缺盆布亶中散絡心包下鬲循屬三焦其支者從亶中上出缺盆上項繫耳後直出耳上（上眉毛絲竹空穴）乃以屈下頰抵䪼其支者從耳後入耳中出走耳前交頰至目銳眥（童子髎穴）而交於足少陽膽脉

膽之脉絡

頔面骨也

足少陽之脉起於目銳眥上抵頭角下耳後循頸行手少陽之前至肩上（交行同處）却交出手少陽之後入缺盆（手少陽之脉亦行此處）其支者從耳後入耳中出走耳前至目銳之後支別銳眥下大迎合於少陽抵於頔下（手少陽之脉同行處）加頰車下頸合缺盆以下胸中貫膈絡肝屬膽循脇裏下氣街繞毛際橫入髀陽出膝外廉下外輔骨之前直抵下絕骨之端下出外踝之前循足跗上入小指次指之間（下足四指竅陰穴）其支者別跗上大指之間循大指歧骨內還貫爪甲出三毛而交於足厥陰之肝脉

肝之脉絡

足厥陰之脉起於足大指叢毛之際大敦穴上循足跗上廉去內踝一寸上踝八寸交出太陰之後足太陰脈循脛骨後交出厥陰之前上膕內廉循股陰入毛中過器入小腹挾胃屬肝絡膽上貫膈布脇肋乳下期門穴循喉嚨之後上入顛顙連目系上額與督脉會於巔其支者從目系下頰裏環唇內其支者復從肝別貫膈上注於肺而交手太陰之肺脈

凡言寸者同身寸之度內經用針灸法每云同身寸之幾分以人身之長短計無論人長人短皆以七尺五寸

至夫奇經八脉，陰維由內踝而上，主身之裏；陽維由外踝而上，主身之表，所以網維周身之營衛也。陰蹻起跟中，循內踝上行，主一身左右之陰；陽蹻起跟中，循外踝上行，主一身左右之陽，所以統陰陽以行蹻捷也。督起會陰，循背而行身之後，所以督諸陽；任起會陰，循腹而行身之前，所以担任諸陰；衝亦起會陰，夾臍而上行，胸中為諸

算如人長則尺稍長針入稍深人短則尺度亦短刺亦稍淺

奇經八脉

督脈者起於下極之腧（在骶骨之端）並於脊裏由背上至風府（頭後陷者之中）入屬於腦（督脈謂之長强在脊抵骨端別走任脉足少陰所結）督脈實則脊強虛則頭重高搖

任脈者起於中極之下以上毛際（謂之屏翳又名會陰在大便前小便後挾衝脈督脈之屬）循腹裏上關元至咽喉上頤循面入口環唇絡舌任脉實則腹皮痛虛則瘙癢

衝脉者起於氣街（在臍下）並足陽明之經（陽明之脈下循腹裏至氣街中）挾臍上行至

同氣貫通于衝要帶起季脇橫束於腰為諸脈之總約八者無表裏配合故謂之奇經脈蓄溢則注奇脈猶溝渠雨溢旁流湖澤也

胸中而散（至胸中與胃合）

帶脈者起於季脇（在肋骨下腰旁軟肉處）回身一周

陽蹻脈者起於足跟中循外踝附陽穴也在足外踝上同身寸之三寸太陽前少陽後筋骨間（足太陽脈出外踝之後足少陽之脈下出外踝之前）上行入鳳池（在風府之側）

陰蹻脈者起於足跟中循內踝交信穴也在足內踝上同身寸之二寸少陰前太陰後陷者中（足少陰脈循內踝之後足太陰脈上內踝之前廉）上行至咽喉交貫衝脈

陽維者脈起於諸陽之會脈氣所發在足外踝上絕骨之

端太陽之所生分肉穴會於項後髮際宛宛中與督脈同會行於缺盆

陰維脈者起於諸陰之交行內踝之後與少陰同會復溜穴上行會於頸結喉下宛宛中與任脈同會

高士宗部位說頭面胸腹手足脣喉齒舌耳目口鼻前後二陰

部位者頭面胸背脇腹手足各有所屬之部所主之位也

頭爲三陽之首又頭爲諸陽之會十二經脉三百六十五絡其血皆上於面而走空竅其精陽氣上走於目而爲睛其別氣走於耳而爲聽其宗氣出於鼻而爲臭其濁氣出胃走脣舌而爲味其氣之津液皆上熏於面而皮厚其肉堅故天熱甚寒不能勝之也 三陽者太陽也自印堂額顱上巔頂從腦下項皆足太陽經脉之部故曰頭爲三陽之首也兩

童瞳同 50

顴屬腎刺熱論云色榮顴骨其熱內連腎也兩目爲肝之竅而五藏精華皆注於目經云諸脈皆屬於目脈爲血之府久視傷血由此明矣故瞳神屬腎黑眼屬肝白眼屬肺內外眥音注眼之內外肉也肉屬心眼包屬脾靈樞云五藏六府之精氣皆上注于目而爲之精精之窠爲眼骨之精爲童子筋之精爲黑眼血之精爲絡其窠氣之精爲白眼肌肉之精爲約束裹擷筋骨血氣之精而與血脉並爲系上屬於腦後出於項中故邪中於項因逢其身之虛其入深則隨眼系而入於腦入於腦則腦轉腦轉則引目系急目系急則目眩以轉矣邪其精則精散精散則視歧見兩物目者營衛魂魄之所常營也神氣之所生也故神勞則魂魄散志意亂童子黑眼法於陰白眼赤脈法於陽也故陽陰合傳而精明也西醫以目爲視覺器有視神經之纖維分布於內受射入光線之刺戟則傳於視神經而至於腦眼球乃附屬器官合成前有脂肪樣之物質分圍其部分而被上下二層之皮膚壁謂之眼瞼運動強大伸縮自在而保護眼球也眼之上部有淚腺許多小腺集而分泌淚液洗滌眼球之前面也眼球者因六個筋肉運轉於眼窠內而外部其三層之膜則鞏膜脈絡之膜網膜是也鞏膜在最外部強堅如角盾所謂白眼則其一部也其前部爲角膜無色透明脈絡膜合有黑色之色素富血管其前部環狀之中隔則虹彩有茶青色鉄黑色人種之不同虹彩之中部有圓彩之孔曰瞳孔因平滑筋收縮之度增減虹彩之後部有水晶體透明而有彈力多覯細字或在暗處看微末之物及暮時看書皆有害於目而爲近視之因也余見近視之眼球因强察微物及細字則眼力過用其眼吐露目神外奪則收縮反射之光線自蹉故用眼鏡而存其神使反射之光相映能合其度而鏡之面質凹如近視深則鏡之裏面

約束目重膜也

質均見微凹其光度方能相合老人目花系眼液不足精神漸减眼球之彈力性亦減故用鏡以助其光則鏡之面質微凸方能受反射之光線相對而明 兩鼻爲肺竅而位居中央又屬乎脾鼻內口鼻交通之處則爲頏顙頏音杭顙音損頸之內上通於鼻下通於口呼吸交通之會也又爲畜門乃肝肺相交之部也口爲脾竅內外唇肉脾所主也西醫謂口腔總有三對之舌下線顎下線耳下線而皆由輸出管分泌唾液於口內食物咀嚼之際唾液自浸出與食管混合使食物濕潤是脾之所屬聞香隨涎又使舌感其味且使食物中之澱粉化爲葡萄糖既終咀嚼則以舌及兩顎壓送食塊於底而到食道者也 舌爲心苗西醫謂舌者筋肉占其大部前後左右上下隨意可得運動其裏面軟骨而其表面有許多小隆起謂之乳頭是味神經之末路裝置而輪廓樣乳頭最銳敏也其流動食物溶解津液是即溶解物質接之而由刺戟感其味覺故形體不能感其味也 齒爲骨餘屬腎而齒齦音根則爲牙牀又屬乎胃內經五閱五使篇云鼻者肺之官也口唇者脾之官也舌者心之官也耳者腎之官也故肺病喘息鼻張肝病者目皆青脾病者唇黃心病者舌卷短顴赤腎病者顴與顏黑西醫謂口之前面中央各有四齒如鑿者曰門齒或切齒鄰門齒者曰大齒又有二齒齒面平坦如臼故曰臼齒大臼齒有六個小臼齒有四個共總三十二個有三十六個不等永久齒列末之大臼齒其發生最遲小兒初生兩顎無齒六七個月後而門齒生及三四歲小臼齒生全數至二十個曰乳齒至七歲門牙落復新生門齒漸次新換至十三四歲生大臼齒是則永久齒也如上齒牙皆嵌入顎骨中以筋

肉即齒齦固定之露出外之部曰齒冠以下之部曰齒根齒冠以色琺瑯質包之而齒根之部以白堊質包之齒之實體乃象牙質也象牙質中心有齒腔內存神經及血管凡齒牙之質即換新生之後毀損即不能再生也故食物及牙粉牙籤有碍於瑯質之類皆不宜也

舌之下腮之內爲廉泉玉英乃水液之上源也耳爲腎竅又心亦開竅於耳經云耳者宗脈之所聚也胃空宗脈虛則耳作鳴胃足陽明之脈起於鼻交頞中循鼻外入齒中挾口環唇膽乃足少陽之脈起於目銳眥上抵頭角循耳後入耳中出走耳前經云天不足西北故西北方陰也而人右耳目不如左明也地不滿東南故東南方陽也而人左手足不如右強也西醫謂耳爲聽覺器分外耳中耳內耳之三部又外耳翼外聽道之二部耳翼在體外強韌富彈力其形爲殼狀故易感空氣之波動由此進入顳顬骨內而達於鼓膜此處爲外聽道鼓膜者形圓而薄有彈力性而境外耳與中耳之內中耳在於顳顬骨內下底有愛斯塔克管通於咽鼻腔腔內有骨曰槌骨砧骨鐙骨槌骨之一部接觸鼓膜受音響之波動以傳於內耳內耳一名迷路前庭半規管蝸牛殼之三部合成其內部常滿水液鐙骨受音響之波動則傳之於庭內之水液而蝸牛殼及三半規管內之水液亦波動聽神經布達於內耳者感於水液之波動則成聲轉於腦耳鼻腔有中隔分左右二室其後方通咽腔之氣而被覆粘膜鼻腔之天蓋即篩骨也嗅神經穿通篩骨而分布於粘膜物質之微分子混合空氣觸於嗅神經末端則知其香臭而鼻腔之上部最能感之呼吸器乃氣管支及肺臟合

成而口腔鼻腔喉頭附屬之取空氣之酸素輸入於體內而起酸化作用迠運動之原力及體温之根源而清滌不浄之血液者也　頭面以下前有咽喉後有頸項喉居前咽居後喉爲氣管而硬（下連肺藏）咽爲食管而軟（下連胃脘）咽喉之中則爲吭嗌（吭音慷　嗌音益）吭嗌之上則爲舌本（喉頭係數軟骨合成在舌根下爲氣管之關健男子前頸間隆起之喉節也其上部有薄軟骨爲蓋爲會厭以司啓閉食物下咽時會厭卽閉喉頭口各軟骨皆有筋肉附之以營運動也）舌本居下腭之盡而上腭之盡則爲小舌氣管之蓋爲會厭（本音嚥）太陰脾脉絡舌本少陰腎脈絡舌本陽明胃脈絡舌本咽喉之外則有動脈居乎兩旁所謂人迎之脈乃胃足陽明之脈也人迎之下鎖骨空處則爲缺盆肺所主也又陽明經脉行身之前自面部而至胸前隔膜皆陽明經脈所主也缺盆之下

兩乳之上謂之膺中膺中之中謂之上鬲卽上焦也經云上焦開發宣五穀味熏膚充身澤毛若霧露之漑也上隔而下謂之隔中卽胸膈也（膈膜作窿穹勢下稍平坦爲赤褐色之大藏器乃諸腺中之最大者也其質係肝細胞所成以分泌膽汁且遮蔽濁氣上蒸）胸隔之間謂之亶中亶中卽心包絡也心包主血主脉橫通四布包絡之下有胃絡兩絡相通而橫布於經絡之間胸乃心主之宮城而包絡包乎心之外肺爲五藏之長而蓋乎心之上心窩之下謂之中焦胃有三脘上焦之旁卽上脘也中焦之旁卽中脘也下焦之旁卽下脘也頭面之下後有頸項項之中央名爲風府（風府之穴在頭項之中髮際陷處）項之兩旁名爲

風池項下高聳（音悚項下第一椎骨）大椎乃脊骨之第一椎自脊骨之下至七節之兩旁名爲鬲俞經云七節之旁中有小心以明鬲俞之穴及心氣之遊走出入而太陽經脉行身之背此胸背之部位各有所屬也胸之下腹也胸隔下側脇也前胸後背而脇則居胸背之間行身之側脇之上爲腋脇之下爲季脇太陽行身之背而主開陽明行身之前而主闔少陽行身之側而主樞舍開則不能闔舍闔則不能開舍樞則不能開闔是樞者乃開闔之關健也大腹名爲坤土坤土太陰之脾土也大腹之上下脘之間名爲中土中土

陽明之胃土也太腸名廻腸盤旋於腹之左右小腸居大腸之前臍乃小腸之總結而貼臍左右乃衝脈所出經云衝脈於臍左右之動脉者是也臍之下則爲小腹小腹兩旁名爲少腹小腹者少陰水藏膀胱水府之所屬也少腹者厥陰肝藏胞中血海之所居也血海居膀胱之外名曰胞中膀胱居血海之內故曰膀胱者胞之室也從小腹而入前陰乃少陰太陰陽明三經之屬經云腎開竅於前後二陰是前陰者屬少陰也經云前陰者宗筋之所聚太陰陽明之所合也又陽明主宗筋是前陰又屬太陰陽明也

陰囊卯核乃厥陰肝經之所屬故經云厥陰病則舌卷囊縮舌卷手厥陰囊縮足厥陰也又厥陰氣絕則卯上縮而終此脇腹之部位各有所屬也兩手兩足曰四肢（掌受血而能握 指受血而能攝）（足受血而能步）兩手之上則有肘腋兩足之上則有膕髀兩肘兩腋兩膕兩髀名曰八谿從臂至手乃手太陰肺金所出而兼手少陰厥陰此手之三陰從胸走手也從足至股乃足太陰脾經所出而兼足少陰厥陰此足三陰從足走腹也夫手足三陰三陽十二經脉交相貫通行於周身手之三陰從胸走手手之三陽從手走頭是手三陰三陽而循行於

手臂矣足之三陽從頭走足足之三陰從足走腹是足三陰三陽而循行於足股矣此手足之部位各有所屬也

、腦部

腦髓骨脈膽女子胞此六者皆藏於陰而象於地故存而不寫名爲奇恆之府腦者督脈之會眞氣之所聚精華之所生也（精成而腦髓生）太陽之脈上額交巔上入絡腦（經云神庭在髮際直鼻督脈足太陽陽明三脈之會即西醫之所謂腦神經也）經云諸髓皆屬於腦故曰腦爲髓海髓海有餘則勁多力髓海不足則腦轉耳鳴脛痠眩冒目無所見懈怠安臥上氣不足腦爲不滿耳爲之鳴頭爲之傾目爲之眩

腦居於頭蓋之中名曰腦凡前注額頂骨內爲大腦後注頭後骨內爲小腦其形圓如球之半其色白其質柔較髓濃厚盤旋疊積成塊絡脈環循（西人之所謂神經也）貫於脊髓人之靈巧生於心系於腦（記憶及思想全在腦之能力充足）　女人之腦其重量稍輕於男子爲陽氣之精華不及耳西醫謂腦爲最高尚之神經器大腦者左右兩半球合成其表（面質也）而以大[illegible]小溝裂分布縱橫生許多凸凹其中有二個溝裂曰示兒俾阿斯民裂從側面之下部起通於中部斜至後方曰正中溝在半球之中正部其外前頭葉顳顬葉顱頂葉合成大腦大腦者智

慮之府也司意識記憶想像判斷等之精神機能又受末梢器之刺戟（手足有所觸動則腦覺必明）而感於意識爲五官器感應之中樞以交通於外界並指揮隨意筋之運動小腦中腦（連于脊髓）及延髓在大腦之後側下方其大如李表面而有小隆起外部有灰白質深入白質中爲淺皺其橫斷之面宛如樹枝（屈曲盤旋）小腦者司調節之運動保持全體之重心其呼吸行血臟下等之作用則在腦之中樞及延髓中此等神經發出之處曰命根（督脈也）平時因跌打氣絕或卒然奪命皆命根破損之故如泥醉之人則神經之感覺亦痿運動神經與知覺

神經皆由脊髓分歧而出爲混合線而通於皮膚筋肉之中其中樞在腦與脊髓連絡之處上承於腦下接於末梢以交通其知覺及運動但此種神經腺即人身之脈絡系統當上行入腦必在延髓之上部延髓者脊髓也成交叉故大腦左半球患積血時而麻痺轉在右旁之上下肢也

骨髓部

骨髓者血氣之變化精液之膏脂由腎充塡入脊骨及四肢而助骨强之能力貫注於腦而長精神下達尻骨一條如長索成圓柱形西醫謂脊骨之髓與腦連結部爲延髓

而呼吸咀嚼嚥下等之樞要機能皆存於延髓脊髓足則腎氣壯腎氣壯則機關靈腦及脊髓填充背面管者爲交感神經也經云神道在第五節下神堂在五節下兩旁也分布於消化榮養分泌行呼吸諸器關凡不隨意之運動皆以此司掌之其幹連結脊柱之前面左右兩側有一條連鎖更有許多神經節主掌腸血管及虹彩毛囊筋之收縮汗線之分泌作用腹面管中亦有神經腦之下支出十二對之神經第一對嗅神經第二對視神經第三四六對動眼神經第五對三叉神經分布于顏面及齒舌司味官與咀嚼運動第七對顏面神經司變動容貌第八對聽神經第九對喉舌神經第十對迷走神經分布于喉頭肺心胃等處第十一十二對之神經分布於頸部及舌筋中皆由中腦及延腦之所支出也連結末梢器如走至鼻及眼舌咽頭喉頭胃脾心肝腸之諸內藏均由是感覺又運動此外達於顏面之諸筋肉至腰胸等之器而司其作用

皮膚部

內經之論皮部言十二經脉循行之處驗其部中有浮絡色青則痛黑則痺黃赤則熱白則寒五色皆見則寒熱也上下同法（手足三陰三陽同視）邪之始入於皮泝然起毫毛開腠理客入孫絡而至絡脉傳於經脈留於府則入於藏故曰皮者有分部（全身十二經脈所行之皮部）不與（元起曰氣不與經脈和調則氣傷於外而邪流於內必生大病也）而生大病也蓋皮膚接觸外界出入之氣如肺藏焉能收空氣而排泄濁物及汗液知覺寒熱之度其毛所以遮蔽界外不正之邪氣以便其竅之吐納毛根之端有毛毬而司毛髮之生長髮比諸

毛較密所以護腦也皮膚包於身外保護筋肉以温全體以成美觀其色隨人種之發現有黃白棕黑等之不同又從其部位有厚薄軟硬之各異如手足掌則堅厚顏面及屈節内多薄軟其皮或因操作而生摺皺或癰瘤刀傷而得瘢痕或因野處感受日光而成黑色西醫謂皮膚合成表皮（表皮針刺無血）眞皮二層而表皮在外眞皮在表皮之下（即腠理間）含彈力性纖維（連結胞肉）而於下層之組織間蓄脂肪以接筋肉眞皮之上層有許多隆起爲波狀其下存神經及血管（經絡也）而其神經末梢爲毛毬感觸感頗銳敏也表皮中無血管其

皮係角質乾而堅眞皮係强韌之結締組織其接表皮處之突起曰乳頭中有血管其神經之觸覺在指尖爲尤多其下層爲蜒曲形之長管分泌汗液之通路達於表皮而出毛囊也即內經所云玄府者汗空也其再下一層係疎鬆之組織（肥肉也）所蓄脂肪外潤皮膚內通血脉

筋肉部

內經謂十二經之筋起結支別所布之處與脈絡徑行不同讀靈樞經筋篇言之最詳筋穿於分肉之間而約束骨肉之運動不使其放縱肝主筋胃主宗筋（起於毛際）主束骨起於

髖音髀左 尻音高髖骨也

橫骨上絡胸腹上頭項引背下貫髖尻藉血液以養之血液亦藉筋肉之運動而開通其循環脾主肌肉脾氣健輸運暢則肌肉充皆血液之組織而成也伯高曰形充而皮膚緩則壽形充而皮膚急則夭形肉充而大肉䐃腹䐃脂堅而有分者肉堅則壽形充而大肉無分理也腠理不堅者肉脆則夭經云王公大人血食之君身體柔脆肌肉軟弱運動少則肉不堅血氣慓悍皮膚滑利皮膚滑利則毛竅不固肉之大會爲谷肉之小會爲谿谿谷屬骨爲骨相連屬處肉分之間谿谷之會以行營衛以會大氣西醫謂筋肉者運動之要具帶赤色而身體重量之二半爲筋肉

乃柔軟纖維形之質有不隨意筋及隨意筋之二類隨意筋則橫紋筋圍擁骨格構成渾身之軟部百般作用均由筋肉之收縮力生他動作能隨人意之發動而得收縮也不隨意筋者不能隨人之意而思收縮也如腸胃之筋肉是也又謂之平滑筋筋肉之發達是在運動如體操洒掃活潑之遊戲皆有益於筋肉不維保持身體之強健尙增長勇氣補助自信力自知力量之多少而涵養精神也凡一切物質用之則漸耗而筋肉則不然經運動或操作得當而休息養之可大其體積且長其血液故兵士及農工之人身體獨

健於文人也但運動不宜過激操作不可過勞如奔走登山泗水並負重等全體運動不息休養失時在肌肉之中疲困物質（燐炭酸等性）而停滯血中不及排泄體外便覺懶倦若此必要仍由運動休息而使呼吸舒暢逐漸排去肌内之積物幼年尤宜慎重勿忽

骨格部

内經論骨度以經脈之大小長短因骨節之大小廣狹長短計尺寸而立脉度骨之長短不稱（有過不及）則腸胃之大小因之如缺盆以下至髑骬（髑音結骬音于在肩骨之下）長九寸（同身寸比）過（九寸有零）則肺大不

滿（不及九寸）則肺小以下至天樞長八寸過則胃大不及則胃小天樞（在少腹之左方）以下至橫骨長六寸半過則迴腸廣長不滿則狹短其經脈之在於身也其見浮而堅其見明而大者多血細而沈者多氣也骨格者所以支架全體之皮膚筋肉爲筋肉所驅使助運動之能力其中有動物質故富彈力又有礦物質故富堅强（如硝性之類）

骨之中存髓液以養其骨質骨之外被厚膜以護之有關節以維持之有筋絡以約束之有軟骨以屈伸之全體之骨甚多其作用不相同其活動處由如鋸齒之突起相縫合肋骨胸骨富彈力性之組

織合軟骨四肢之骨由强韌白質相關節而能運動是則𦙶帶之系也（又名曰腱起於某骨之一端而附着於他骨）人身頭上有腦頭蓋骨一個（顱骨系之）下有頰頦骨二個相縫合而成頭顱（西醫謂頭之中尚有舌骨前頭骨顱頂骨後頭骨顳顬骨胡蝶骨篩骨又有淚骨鼻骨甲介骨在鼻之外側鋤骨即鼻之中隔顴骨上顎骨口蓋骨下顎骨耳骨是則統軟骨之合計也）脊骨共二十四椎（西醫謂有假椎九節）其形帶方個個叠積連結成爲基柱爲人身之軀幹後壁尻（音求）骨一個連脊之絕骨處其形上平下尖其中左右各有孔前壁曲骨一個（在會陰處）其形横曲胸骨一個形帶長方位於前胸之正中肋骨左右各十二個爲胸之廓位于脊柱環繞前胸形狀如扇平彎曲互抱全胸肩髆骨左右各一個在頭

項之下背上之左右形如飯瓢缺盆骨各一個在肩井之前側臂骨各一個（附系之）腕歧骨各二個手入掌骨各五個在脊之末端手指骨各二十五個（手每指骨五粒）腿骨各一個膝臏骨各一個脚脛骨各三個足掌骨各五個足指骨各二十五個大小硬強骨共一百九十三個西醫謂二百有餘之骨片是統軟骨而計之也

營衛生會之氣

經云人受氣於穀穀入於胃以傳於肺五藏六府皆以受氣其清者爲營（營氣行於脈中）濁者爲衛（衛氣行於脈外推運濁氣）營在脈中衛在脈

外（營衛二氣各行其道讀靈樞經營氣衛氣兩篇甚見明晰）營周不休五十而復大會（日夜五十度而復大會於手太陰）陰陽相貫如環無端（營爲陰衛爲陽陰陽二氣上下相貫而行如環之圜繞不休）衛行於陰二十五度（夜行於陰）行於陽二十五度（日行於陽）分爲晝夜故日中而陽隴爲重陽（陽極反陰）夜半而陰隴爲重陰（陰極反陽）故太陰主內太陽主外各行二十五度夜半爲陰衰平旦陰盡而陽受氣矣日中而陽隴日西而陽衰日入而陰受氣矣夜半大會萬民皆臥（老年營氣衰少衛氣內伐晝不精而夜不瞑）衛氣不得入于陰常留于陽則陽氣滿陽蹻盛陰氣虛目不瞑而不得臥矣衛氣留于陰不得行于陽則陰氣盛陰蹻滿陽氣虛目閉而不得視矣腸胃大則衛氣之行留

久皮膚濕分肉不解則衛氣之行遲留于陰也留久其氣不清則欲瞑而多卧矣其腸胃小皮膚滑以緩分肉解利衛氣之留于陽也久則少瞑焉五藏者所以存精神魂魄者也六府者所以受水穀而化行食物也其氣内于五藏而外絡肢節不循經者爲衛氣不循經隧而行乃由脈外而行其精氣之行於經者爲營氣營氣之道納穀爲寶穀入於胃乃傳之肺流溢於中布散於外精專者行于經隧常營無已終而復始是謂天地之紀氣從太陰出循行不息也所受之氣泌糟粕蒸津液化其精微由中焦注于肺脈乃化而爲血以奉生

身莫貴乎此故獨得行于經隧命曰營氣營衛之氣陰陽相隨外內相貫循環不休衛氣者所溫分肉充皮膚肥腠理司開闔者也衛陽足則腠理足衛陽虛則腠理鬆故多汗衛氣和則分肉解利滑澤也皮膚調柔腠理緻密營出於中焦衛出於下焦營者水穀之精氣也和調于五藏灑陳于六府乃能入于脈也故循脈上下貫五藏六府也衛者水穀之悍氣也其氣慓疾滑利營爲養氣不能入于脈也衛爲炭養氣故循皮膚之中分肉之間熏於肓膜西醫所謂膈間膜也散于胸腹逆其氣則病從其氣則愈

營衛魂魄之所常營於五藏六府神勞則魂魄散志意亂

目者心使也心者神之舍也精神亂卒然見非常處精神魂魄不相得病爲惑上氣不足下氣有餘腸胃實而心肺虛則營衛留于下久之不以時上病善忘也

中西生理論畧 下篇

陳宗藩

中西生理論畧

閩侯縣陳登鎧鐵生編輯
男崇書崇淇崇嫣同校訂

下篇

天年

歧伯曰五藏堅固血脉和調肌肉解利皮膚緻密營衛之行不失其常呼吸微徐氣以度行六府化穀津液布揚各如其常故能長久人生十歲五藏始定血氣已通其氣在下故好走二十歲血氣始盛肌肉方長故好趨三十歲五

藏大定肌肉堅固血脉盛滿故好步四十歲五藏六府十二經脈皆大盛平定腠理始疏榮華頹落髮頗班白平盛不搖故好坐五十歲肝氣始衰肝葉始薄膽汁始減目始不明六十歲心氣始衰苦憂悲愁血氣懈惰故好臥七十歲脾氣虛皮膚枯八十歲肺氣衰魄離故言善誤九十歲腎氣焦四藏經脉空虛百歲五藏皆虛神氣皆去形骸獨居而終矣其中壽而盡者五藏皆不堅空外以張喘息暴疾薄脈少血其肉不石基墻不固數中風寒血氣虛脉不通正邪相攻亂而相引故不能終壽而死矣

陰陽二氣

陰陽者天地之道也萬物之綱紀變化之父母生殺之本始神明之府也治病必求其本積陽爲天積陰爲地陰靜陽躁陽生陰長陽殺陰藏陽化氣陰成形寒極生熱熱極生寒寒氣生濁熱氣生清清氣在下則生飧泄濁氣在上則生䐜脹此陰陽反作病之逆從也故清陽爲天濁陰爲地地氣上爲雲天氣下爲雨雨出地氣（地之陰氣上蒸至空逢陽氣化而爲雨）雲出天氣（地之陰氣上結合而爲雲）故清陽出上竅濁陰出下竅清陽發腠理濁陰走五藏清陽實四肢濁陰歸六府水爲陰火爲陽天爲陽

地爲陰日爲陽月爲陰陽主氣陰主血陰陽霆霆（音中往來不絶也）積傳爲一周（氣血循環一日夜爲一周）氣裹形表而爲相成也三陽爲表二陰爲裏三陽太陽也（膀胱小腸經脈）二陽陽明也（胃大腸經脈）一陽少陽也（三焦膽經脈）三陰太陰也（肺脾經脈）二陰少陰也（心腎經脈）一陰厥陰也（心色肝經脈）躋爲至陰諸陽經脈爲表諸陰經脈爲裡陰陽之道變化無常合散不測表裡調和內外既濟上下相通逆從陰陽（陰陽書曰人中從甲子起以乙丑爲次順數之地下甲子從甲戌起以癸酉爲次逆數之此所謂逆從陰陽也）分別四時將從上古（當從上古之人愛惜精神調和陰陽）合同於道（合於古人養生之道）可使益壽而有餘時也

陰氣盛則夢涉大水而恐懼陽氣盛則夢大火而燔焫

陽上落陰字

陰陽俱盛則夢相殺上盛則夢飛下盛則夢墮饑則夢取飽則夢則與

標本中氣

六經之氣以風寒濕熱燥火爲本三陰三陽爲標（標者病之始發本不同求之中見）本標之中見者爲中氣中氣者如少陽厥陰爲表裡陽明太陰爲表裡太陽少陰爲表裡表裡相通彼此互相爲中氣（如太陽之上中見少陰少陰之上中見太陽也）藏府經絡之標本以藏府爲本居裡十二經絡爲標居表表裡相絡者爲中氣居中所謂絡者乃表裡互相維絡如足太陽膀胱經絡於腎足少陰腎經亦

絡於膀胱也（即太陽少陰相表裡）餘藏皆然少陽本火而標陽太陰本濕而標陰治之從本少陰本熱而標陰太陽本寒而標陽治之或從本或從標陽明之中太陰濕土也燥從濕化治之從中厥陰之中少陽火也木從火化治之亦從中氣也

五運六氣

五運者水火木金土五行主歲而運其氣也土主甲己（木土）金主乙庚（木金）水主丙辛（火金）木主丁壬（火水）火主戊癸（土水）子午（水火）之上少陰主之丑未（土土）之上太陰主之寅申（木金）之上少陽主之卯酉（木金）之上陽明主之辰戌（土土）之上太陽主之己

亥（土水）之上厥陰主之此合天地之陰陽也當其歲分爲司天在泉及左右間有太過不及（如內經所謂歲木太過風氣流行脾土受邪其病發作矣）與升降之遷正不前（遷正者當其歲也如遇抑之則不得前若辰戌之歲木氣升之太陽遷正作司天太陰在泉而厥陰作左間陽明作右間若遇庚戌金運先天則抑而不前耳）六氣者寒暑熱燥濕風火天之陰陽也木火土金水火（上爲君火下爲相火）地之陰陽也（二火曰地二之火）少陽之上火氣治之（相火）中見厥陰（少陽南方火治之與厥陰合）陽明之上燥氣治之中見太陰（陽明西方金）太陽之上寒氣治之中見少陰（太陽北方水）厥陰之上風氣治之中見少陽（厥陰東方木）少陰之上熱氣治之中見太陽（少陰東南方君火）太陰之上濕氣治之中見陽明（太陰西南方土）其六氣始於太陽終於厥陰也（病則由陽入陰一日一經六日復始）所謂本

也本之下中之見也（陽明本燥中見太陰）見之下氣之標也本標不同氣應異象（六氣標本不同治有從本有從標有不從標本而從中見也）

人有四海

人之十二經脉內屬於府藏外絡於肢節乃合於四海以人應之有髓海有血海有氣海有水穀之海此四者以應四海也氣海有餘者氣滿胸中悗息面赤氣海不足則氣少不足以言血海有餘則常想其身大怫然不知其所病血海不足亦常想其身小狹然不知其所病水穀之海有餘則腹滿不足則飢不受穀食髓海有餘則輕勁多力自

過其度不足則腦轉耳鳴脛痠眩冒目無所見懈怠安臥調其虛實勿犯其害

五態之人

少師曰人有太陰之人少陰之人太陽之人少陽之人陰陽和平之人凡五人者其態不同其筋骨氣血各不等太陰之人多陰而無陽其陰血濁其衛氣濇陰陽不和緩筋而厚皮其病不之疾寫不能移之其狀黮黮然黑色念然下意臨臨長大膕然未僂直而不屈其性貪而不仁下齊湛湛音恒樂也好內音納入也惡出心和而不發不務於時動而後之有所動作居人之後

少陰之人多陰少陽小胃而大腸六府不調其陽明脉小太陽脈大必審調之其血易脫其氣易敗也其狀淸然竊然固以陰賊立而躁嶮行而似伏其性小貪而賊心見人有亡（喜人之失）若有所得好傷好害見人有榮乃反慍怒心疾（妬也）無恩

太陽之人多陽而少陰必謹調之（有病當謹調之）無脫其陰而寫其陽陽重脫者易狂陰陽皆脫者暴死不知人也其人之狀軒軒儲儲（自得之貌）反身折膕其性居處於於（獨處自足貌）好言大事無能而虛說志發於四野舉措不顧是非爲事如常自用雖

敗而無悔

少陽之人多陽少陰經小而絡大血在中而氣外實陰而虛陽獨寫其絡脈則強氣脫而疾中氣不足病不起也其人之狀立則好仰行則好搖其兩臂兩肘則常出於背其性諟諦（音是帝內審也）好自貴有小小官則高自宜好爲外交而不內附

陰陽和平之人其陰陽之氣和血脉調謹診其陰陽視其邪正安容儀審有餘不足以其人之狀委委然（自卑貌）隨隨然顒顒然（顒音魚仰也卬卬有德貌）愉愉然（怡悦也）暶暶然（音旋目好貌）豆豆然（誠實貌）衆人皆

曰君子其性居處安靜無爲懼懼無爲欣欣婉然從物或與不爭與時變化尊則謙謙譚而不治是謂至治（君子以言談勸化人心乃不治而自治矣）

果報之說係於種類

佛教之所謂因果神道之所稱報應世人疑信參半不敢决其然乎否也余讀內經通天所論五態之人因知果報之說實係於種類俗云孝順還生孝順子不肖當生不肖兒誠哉斯言也夫偏陰偏陽之人與少陰多陽之人少陽多陰之人形體氣血有異於平人其情態詐貪所遺之種

類焉能昌盛若得陰陽和平之氣質心性怡悅所遺之種類何致喪亡鄉前輩有聯云爲善必昌爲善不昌祖宗有餘殃殃盡必昌乃係祖宗陰陽偏勝之體所遺雖得和平之女種生子究難完善俟其偏勝之氣盡化方能昌盛其右云爲惡必滅爲惡不滅祖宗有餘德德盡則滅是係祖宗陰陽和平之體所遺雖得偏勝之女種生子猶有一綫天良倘和平之氣盡消必至滅絕又有善人之生惡子惡人之生善兒絫諸女體使然此亦偶感不常有也同胞兄弟情性不同形體各異乃交媾時之感陰感陽或肖父或

肖母故娶妻必要採母體有無癆病產難諸疾以及心情形體擇偶即所以擇種也同姓不婚姑舅不婚皆因同種之氣血不能發生譬如粟麥之種均栽此地數歲不易年損一年若改爲種蔗則茂然發生越年又不宜矣足見種類之擇不可不講也所論五態之人體之生成善惡已定豈難移易乎陳希夷有云相由心生相由心改或曰勸世之言余欽佩其有學問之言非熟讀內經研究人體生理於望色便斷吉凶誠欺人也心乃主血心性和平其氣血之循環勿失其度而五藏六府自安則所遺之種類形容

秀而骨格奇何患無移易之權耶陽果陰報之說無是理也

十五絡脈之支別支絡爲別

肺手太陰之別名曰列缺起於腕上分肉間並太陰之經直入掌中散於魚際

心手少陰之別名曰通里去腕一寸半別而上行循經入於心中繫舌本屬目系

小腸手太陽之別名曰支正上腕五寸內注少陰其別者上走肘絡肩髃

大腸手陽明之别名曰偏歷去腕三寸别入太陰其别者上循臂乘肩顒上曲頰偏齒入耳合於宗筋

三焦手少陽之别名曰外關去腕二寸外繞臂經胸中合心主

膀胱太陽之别名曰飛揚去踝七寸别走少陰之脉絡

膽足少陽之别名曰光明去踝五寸别走厥陰下絡足跗

胃足陽明之别名曰豐隆去踝八寸别走太陰其别者循脛骨外廉上絡頭項合諸經之下絡喉嗌

脾足太陰之别名曰公孫去本節之後一寸則走陽明其

別者入絡膀胃

腎足少陰之別名曰大鐘當踝後繞跟別走太陽其別者並經上走於心包下則貫腰脊

肝足厥陰之別名曰蠡溝去內踝五寸別走少陽其別者經脛上睪結於莖

任脉之別名曰尾翳下鳩尾（尻骨之下）散於腹

督脈之別名曰長强挾膂上項散頭上當肩胛左右別走太陽入貫膂

脾之大絡名曰大包出淵腋（乳之外側）下三寸布胸脇

衝陽太谿太衝部位之脈

衝陽者胃脉也在足跗（脚面）上五寸骨間動脉上去陷谷三寸

太谿者腎脉也在足内踝後跟骨（即足跗後兩旁圓骨之下近後掌處）上動脉陷中

太衝脈乃肝脉也在足大指本節後二寸陷之中

周身脉度

人身計骨度之大小廣狹長短以定脈度身之上下左右前後二十八脉（十二經脈之行左右相同共二十四加以陽蹻陰蹻任脈督脈合二十八以應二十八宿）周身脉長計十六丈二尺（半身而言左右應三十二丈四尺）漏水下百刻十二時分爲晝夜其行也

以出入之息為準一呼一吸脉行六寸故肺為百脈之宗十息脉行六尺人之宗氣聚於胸中以行呼吸一呼一吸合為一息也故一息脈行六寸十息脈行六尺每日一萬三千五百息應一千零八分之數內經以十息行二分二百七十息水下二刻行二十五分五百四十息水下四刻行四十分其數錯亂不符似乎有誤二百七十息脈行一十六丈二尺交通於中一周於身水下一刻呼吸一百三十五息人氣當半周於身下二刻人氣二百七十息人氣當一周於全身也五百四十息脉行再周於身二千七百息脉行十周於身一萬三千五百息脉行五十營於身每營周于身二百七十息五十營應一萬三千五百息也水下百刻日行二十八宿漏水皆盡而脉解矣晝夜百刻之總數人之脈氣亦終而復始矣所謂交通者並行之一數也二十八脈通行左右一周之數也故五十營備得盡天地之壽凡行得八百一十丈也脈氣周身環行晝夜五十營之總數也而衛度晝行陽二十五度夜行陰二十五

度也

腑臟六合

人之合於天道也內有五藏以應五音五色五時五味五位也外有六府以應六律建陰陽諸經而合之十二月十二辰十二節十二經水十二時十二經脈者此五藏六府之所以應天道也夫十二經脉者人之所以生病之所以成人之所以治病之所以起學之所始上之所止也上工之能事亦止從此粗工之所易粗工忽之上之所難也

足太陽之正別入於膕中正經也別絡也其一道則下尻

椎椎

五寸別入於肛屬於膀胱散之腎循膂當心入散其直者從膂上出項復屬於太陽此一經也足少陰之正至膕中別走太陽而合上至腎當十四顀顀脊骨也出屬帶脉直者係舌本復出於項合於太陽此爲一合成以諸陰之別皆爲正也此言足太陽之正經與足少陰之別絡疊爲出入交相上下合配府藏有陽必有陰有陰必有陽故也匪特經隧互絡藏府而別而正連屬散繫接絕續行斯之爲合非合則離無交與矣

足少陽之正繞髀入毛際合於足厥陰別者入季脇之間

貫

足太陰句
應提另行

循胸裏入膽散之上肝實心以上挾咽出頤頷中散於面繫於目系合少陰於外背也足厥陰之正別跗上上至毛際合於少陽與別俱行此爲二合也此言足少陽之正經與足厥陰之別絡疊爲出入交相上下合配府藏也

足陽明之正上至髀入於腹裏屬胃散之脾上通於心上循咽出於口上頞䪼繫目系合於陽明也足太陰之正上至髀合於陽明與別俱行上結於咽貫舌中此爲三合也此言足陽明之正經與足太陰之別絡疊爲入出交相上下合配府藏也

手太陽之正指地指地者自下而上行也別於肩解入腋走心系於小腸也手少陰之正別入於淵液兩筋之間屬於心上走喉嚨出於面合目內眥此爲四合也此言太陽之正經與手少陰之別絡疊爲入出交相上下合配府藏也

手少陽之正指天指天者自上而下貫也別於巔入缺盆下走三焦散於胸中也手心主之正別下淵液三寸別屬三焦出循喉嚨出耳後合少陽完骨之下此爲五合也此言手少陽之正經與手心主之別絡疊爲入出交相上下

合配府藏也手心主手厥陰也

手陽明入正從手循膺乳別於肩髃入柱骨下走大腸屬於肺上循喉嚨出缺盆合於陽明也手太陰之正別入淵液少陰之前入走肺散之大腸上出缺盆循喉嚨復合陽明此爲六合也此言手陽明之正經與手太陰之別絡疊爲出入交相上下合配府藏也

根結

夫手足十二經之根結爲百體之關樞不可不察也故曰不知根結五藏六府折關敗樞開闔而走陰陽大失不可

復取九鍼之元要在終始故能知終始一言而畢不知終始鍼道咸絕欲知陰陽標本百病證因必當先知根結矣

太陽根於至陰結於命門命門者目也（命門者兩目也精明之所光照也）

陽明根於厲兌結於顙大顙大者鉗也（鉗耳在上腭之內兩耳之中間也）

少陽根於竅陰結於窗籠者耳中也

太陽爲開（爲三陽之表） 陽明爲闔（爲三陽之裹） 少陽爲樞（爲表裹之間可出可入也） 故開折則肉節瀆而暴病起矣故暴病者取之太陽視有餘不足瀆者皮肉宛膲而弱也闔折則氣無所止息而痿疾起矣故痿疾者取之陽明視有餘不足骨繇者節緩而不收也

所謂骨繇者搖故也當窮其本也

太陰根於隱白結於太倉（太倉中脘任脉穴也）

少陰根於湧泉結於廉泉（在唇下承漿任脈穴也）

厥陰根於大敦結於玉英絡於膻中（玉英在華蓋之下）

太陰爲開（居陰之表也）厥陰爲闔（居陰分之裏也）少陰爲樞（居陰分之中主出入之間）故開折則倉廩無所輸而膈洞者（膈塞而吐也）取之太陰視有餘不足開折者氣不足而生病也闔折則氣絕而喜悲悲者取之厥陰視有餘不足有結者皆取之不足（脉結而下焦不通）

足太陽根於至陰溜於京骨（原也）注於崑崙（經也）入於天柱飛

揚也（天柱在頭飛揚在足皆本經之常取也）

足少陽根於竅陰溜於坵墟（原也）注於陽輔（經也）入於天容（手太陽經穴也）光明也（少陽經穴在頭爲天衝在足爲光明也）

足陽明根於厲兌溜於衝陽（原也）注於下陵（經也）入於人迎（穴在頸）豐隆也（穴在足）

手太陽根於少澤溜於陽谷（陽谷經也）注於小海（合也）入於天窗支正也（天窗在頭支正在手）

手少陽根於關衝溜於陽池（原也）注於支溝（經也）入於天牖外關也（天牖在頭外關在手）

甲乙 丙丁 戊己 庚辛 壬癸
木也 火也 土也 金也 水也
井滎俞經合
乙庚、丁壬、甲己、甲己、丙辛、戊癸、
金 水 木 木 火 土
井滎俞原經合

手陽明根於商陽溜於合谷（原也）注於陽谿（經也）入於扶突（在頸）偏歷（在此）此所謂十二經盛絡皆當取之（十二經以手足左右共言之）

人身左右十二偶經經穴

西之醫學謂總脈管由心左下房分爲大脈由大脈分爲小脈愈分愈小無處不到其中有赤血左右多相對卽十二偶經經穴也又云間有奇分者卽奇經八脈也

本輸篇云五藏六府之腧五五二十五腧六六三十六腧也五藏各有井滎俞經合共計二十五腧六府復多一原穴故共計三十六腧也腧之作輸卽灌輸之義脈氣所行

之處也六府皆出足之三陽上合於手也所出爲井所溜爲滎所注爲腧所行爲經所入爲合井爲井谷之井泉源所自出腧脈氣自所始也溜猶流也所溜之穴皆謂之滎滎小水也腧脈氣之流行至此其勢尚小也注灌注也所流漸盛盈於彼而注於此所注之穴謂之俞也

肺手太陰穴曰雲門處仰人胸部四行在巨骨下夾氣戶兩旁各二寸陷者中動脈應手舉臂取之手太陰經氣所發之始也曰中府一名膺俞處胸部四行在雲門下一寸乳中三肋間陷者中動脈應手仰而取之肺之募結募也經氣之所聚也下倣此手足太陰之會也曰天府去腋下三寸動脈中以鼻取之在臂臑內廉腋下三寸肘腕五寸動脈中用鼻尖點墨到處是穴曰俠白在天府下去肘五寸動脈中手太陰之別也曰尺澤入肘

中約上（約肉中之橫紋也）大筋外罅陷動脈中爲合水也曰孔最在腕上七寸手太陰郄也（在腕上陷中郄隙也）曰列缺在腕上一寸半以手交叉當食指末筋骨罅中手太陰絡別走陽明也曰經渠在寸口陷者中爲經金也曰太淵（一名太泉）在掌後橫紋陷者中爲俞土也（難經曰脈陰太淵太淵寸口也每日脈會於此又曰寸口者脈之大會手太陰之動脈也）曰魚際在手大指本節後內側散脉中（一曰白肉際陷中）爲滎火也曰少商在手大指端內側去爪甲如韭葉爲井木也以上計一十一穴

本輸云肺出於少商少商者手大指端內側也爲井木溜於魚際魚際者手魚也爲滎（小水也）注於太淵太淵魚後一寸

陷者中爲兪，行於經渠，經渠寸口中也，動而不居爲經（不居不止也）。入於尺澤，尺澤尺中之動脉也，爲合，手太陰經也。

大腸手陽明經穴曰商陽（一名絕陽），在手食指內側，去爪甲角如韮葉，手陽明經氣所發之始，爲井金也。曰二間（一名間谷），在手食指本節前內側陷者中，爲滎水也。曰三間（一名少谷），在食指本節後內側陷中，爲兪木也。曰合谷（一名虎口），在手大指次指歧骨間陷中，爲原木也。曰陽谿（一名中魁），在手腕中上側兩筋間陷者中，爲經火也。曰偏歷，在腕中後三寸，手陽明絡別走太陰也。曰溫留（一名逆注，一名蛇頭），在手腕後大士六寸，小士五寸（大士身長者，小士身短者），手陽明郄也，曰下廉，在輔骨下，去上廉一寸，輔之兌肉，其分外斜。曰上廉，在三里下一寸，其分獨抵陽明之會外斜也。曰三里（一名手三里），在曲池下二寸，兌肉之端，按之肉起。曰曲池，在肘外輔骨屈肘之中（一云屈肘曲骨之中，一云屈肘橫紋陷中），以手按胸取之，爲合土也。曰肘窌（音聊，一作髎），在肘大骨外廉陷者中（與天井相並，相去一寸四分）。曰五里，在肘上三寸，行向裏大脉中。曰臂臑，在肘上七寸，䐃肉之端（在肩髃下一寸，兩筋兩骨罅，宛宛陷中，平手取之），手陽明絡也（絡手少陽之臑會，一曰陽維之會）。曰肩窌，在肩端臑上，斜舉臂取之。曰秉風，俠天窌外肩上小髃後，舉臂有空，手太陽、陽明、手足少陽四脉之會也。曰肩井，在肩上陷者中，是足陽明手足少陽陽維之會也曰天窌在肩缺盆中上毖骨際陷者中手足少陽陽維之會曰肩髃在肩端兩骨間以手按之有解宛宛中是（一名中井肩一名偏肩在膊骨頭肩端上兩骨罅陷者宛宛中舉臂取之有空手太陽陽明陽蹻之會）曰巨骨在肩端上行兩叉骨罅間陷中手陽明陽蹻脈之會也

以上計二十穴

本輸云大腸上合手陽明出於商陽商陽大指次指之端也爲井金溜於本節之前二間爲滎注於本節之後三間爲兪過於合谷合谷在大指歧骨之間爲原行於陽谿陽谿在兩筋間陷者中爲經入於曲池曲池在肘外輔骨陷

者中屈臂而得之爲合手陽明也

胃足陽明經穴曰四白處仰人面部三行目下一寸足陽明所發也曰承泣（一名面髎）處面部三行在目下七分上直瞳子陷中陽蹻任脈足陽明三脈之會也曰巨髎在鼻孔旁八分曰地倉（一名會維）處面部三行夾口吻旁四分外如近下有脈微動陽蹻脈任脈手足陽明之交會也曰大迎（一名髓孔）處面部三行在曲頷前一寸二分骨陷中脈曰頰車（一名機關 一名曲牙）有脈動者處面部三行在耳下曲頰端近前陷中側臥開口有空取之曰下關處面部三行在客主人下耳前動脉下廉合

口有空張口則閉（側臥閉口取之）足陽明少陽之會也曰頭維處面部五行在頭角入髮際本神旁一寸半（神庭旁四寸五分）足少陽陽明之交會也曰人迎（一名天五會）處面部三行在頸下夾結喉旁一寸五分大動脉應手仰而取之（喉之兩旁一寸五分足陽明少陽之會也）曰水突（一名水門）在頸大筋前直人迎下夾天突邊陷者中曰缺盆（一名天蓋）在上横骨內陷者中各去中行寸半也（屬五藏六府之道）曰氣戶處面部三行在巨骨下夾俞府兩旁各二寸陷者中仰面取之曰庫房處面部三行在氣戶下一寸六分陷者中仰而取之曰屋翳處面部三行在庫房下一寸六分陷者中亦仰取之曰

膺窗處面部三行在屋翳下一寸六分（巨骨下四寸八分陷中去中行四寸仰而取之）曰乳中處面部三行正在乳頭也曰乳根處面部三行在乳下一寸六分陷中仰而取之曰不容處面部三行在第四肋之端相去四寸在幽門旁一寸五分去中行任脉二寸也（對巨闕）曰承滿處腹部三行在不容下一寸（去中行二寸對上脘）曰梁門處腹部三行在承滿下一寸（去中行二寸對中脘）曰關門處腹部三行在梁門下一寸（去中行二寸對達里）曰太乙處腹部三行在關門下一寸（去中行二寸對下脘）曰滑肉門處腹部三行在太乙一寸（去中行二寸對水分）曰天樞（一名長谿一名穀門）處腹部三行直臍旁二寸去肓兪寸半（陷中）大腸之募也曰外陵

處腹部三行在天樞下寸半（去中行二寸對陰交）曰大巨（一名腋門）處腹部三行在臍下一寸兩旁各二寸（在外陵下一寸天樞下二寸去中行二寸對石門）曰水道處腹部三行在大巨下三寸關元旁二寸曰歸來處腹部三行在水道下二寸從關元旁二寸直量下二寸近骨者是曰氣衝一名氣街處腹部三行在歸來下一寸橫骨兩端宛宛中動脉應手者是（在毛際兩旁鼠鼷上一寸脈動處也氣街之中膽胃脈也）曰髀關在膝上伏兎後交文中曰伏兎在膝上六寸起肉處去膝蓋則七寸（正跪坐而取之按捺上有肉起如兎狀因爲名）曰陰市一名陰鼎在膝上三寸正中伏兎下陷中拜而取之（屈膝得之）曰犢鼻在膝臏下骭上夾解大筋中（在膝臏下胻骨上骨解大筋中形如牛鼻）

故名

曰三里在膝下三寸以手掌（心）按膝上中指盡處骱骨之外廉大筋內宛宛中兩筋分間舉足取之（三里卽下陵在膝眼三寸坐而竪膝低跗取之）爲合土也曰巨虛上廉在三里下三寸（兩筋骨陷中）足取之上合手陽明大腸也曰條口在下廉上一寸（三里下五寸）舉足取之曰巨虛下廉在上廉下三寸（兩筋骨陷中）蹲地舉足取之上合手太陽小腸也曰豐隆在外踝上八寸（下廉胻骨外陷中）足陽明絡則走太陰也曰解谿在衝陽後一寸半足大指次指直上跗上陷者宛宛中（卽足腕上繫鞋處之陷中）爲經火也曰衝陽在足跗上五寸骨間動脉去陷谷二寸爲原本（衝陽一名會原卽趺陽也）曰陷谷在足大指次指外

間本節後陷中內廷二寸爲俞土也曰內廷在足大指次指外間陷中爲滎水也曰厲兌在足大指次指端去爪甲角如韮葉爲井金也以上計四十五穴

本輸云胃出於厲兌者足大指內次指之端也爲井金溜於內廷內廷次指外間也爲滎注於陷谷陷谷者上中指內間上行二寸陷者中也爲俞過於衝陽衝陽者足跗上五寸陷者中也爲原搖足而得之行於解谿解谿者上衝陽一寸陷者中也爲經入於下陵下陵者膝下三寸胻骨外三里也爲合下陵即三里 復下三里三寸爲巨虛上廉復下上

火

脈三寸爲巨虛下廉也大腸屬上小腸屬下足陽明胃脈也大腸小腸皆屬於胃是足陽明也

脾足太陰經穴曰隱白在足大指端內側去爪甲角如韮葉爲井水也曰大都在足大指本節後內側陷中骨縫赤白肉際爲滎水也曰太白在足大指後內側核骨下貼骨陷中爲俞土也曰公孫在足大指內側本節後一寸（內踝前陷中正坐令足掌相對取之）足太陰絡別走陽明也曰商邱在足內踝骨下微前三分陷中對邱墟（內踝下有橫紋如偃口形）爲經金也曰三陰交在內踝上三寸骨下陷中動脈對絕骨足太陰少陰厥陰之三陰交

會處也曰漏谷在內踝上六寸骭骨下陷中一名太陰絡也曰地機一名脾舍在膝下五寸內側輔骨下陷中伸足取之一曰在別走上一寸有空足太陰郄也曰陰陵泉在膝下內側輔骨下陷者中對陽陵泉在膝橫紋頭下與少陽經之陽陵泉內外相對伸足取之爲合水也曰血海在膝臏上內廉白肉際陷十二寸半曰箕門在魚腹上越兩筋間陰股內廉動脈應手太陰內市也曰衝門處腹部四行上去大横五寸在府舍下一寸横骨兩端約文中動脈足太陰厥陰之會也曰府舍處腹部四行在結下三寸足太陰厥陰陰維之交會也此三脈上下三

入腹上至肩太陰之郄甲乙經云此脈入腹絡胸結心肺從脇上肩三陰陽明之支別也曰腹結處腹部四行在大横下一寸三分曰大横處腹部四行在腹哀下二寸直臍旁足太陰陰維之會也曰腹哀處腹部四行在期門下三寸日月下一寸五分陰維也曰食竇處腹部四行在巨骨下七寸四分在天谿下一寸六分陷中去胸中行各六分乃胸部之行舉臂取之曰天谿處胸部四行在胸鄉下一寸六分陷者中仰而取之曰胸鄉處胸部四行在周榮下一寸六分陷中仰而取之曰周榮處胸部四行在巨骨下二寸六分俠氣戶兩旁二寸下之二寸六分也在中府下一寸六分陷者中仰而取之曰大

包在腋下六寸脾之大絡布胸脇間在淵腋下三寸脾之大絡布胸脇中出九肋間及季脇端總統陰陽諸絡由脾以灌溉五藏

以上計二十一穴

本輸云脾出於隱白隱白者足大指之端內側也爲井木溜於大都大都者本節之後下陷者之中也爲滎注於太白太白者腕骨之下也爲俞行於商邱商邱者內踝之下陷者之中也爲經入於陰之陵泉陰之陵泉輔骨之下陷者之中也伸而得之爲合足太陰也

心手少陰經穴曰極泉在臂內腋下筋間動脈入胸中者是曰少海一名曲節在肘內廉節後陷中去肘端五分屈肘向頭

得之爲合水也曰青靈在肘上三寸伸肘舉臂取之（滑氏曰自極泉下循臑內後廉行太陰心主兩經之後歷青靈穴）曰靈道在掌後一寸半爲經金也曰通里在腕側後一寸半陷中對列缺手少陰絡別走太陽也曰陰郄在掌後動脉中去腕寸半手少陰郄也曰神門在掌後銳骨端陷者中（當小指後）轉手向陽則骨開爲俞土也曰少府在手小指本節後骨縫陷者中直勞宮爲滎火也曰少衝在手小指內廉之端去爪甲如韭葉爲井木也以計九穴本輸所載心之出溜注行入與井滎俞經合皆係之手厥陰心包絡之經穴故曰手少陰則經輸定穴自應有別（俞在心包）

按張景岳云凡脏腑經絡有是脏則有是經脏居於內經行於外心臟堅固邪勿能犯故病而經則不病故取手少陰經病者取掌後鋭骨之端中神門穴也

故邪客篇黃帝問於歧伯曰手少陰之脉獨無腧何（與別經不同）也歧伯曰少陰心脉也心五藏六府之大主也精神之所舍也其藏堅固邪勿能容也容之則心傷心傷則神去神去則死矣故諸邪之在於心者皆在於心之包絡包絡者心主之脈也故獨無腧其外經病而藏不病故獨取其經於掌後鋭骨之端其餘脈出入屈折其行之徐疾皆如心手少陰心主之脉也

心包絡手厥陰經穴曰天池在乳後一寸腋下三寸著脇曲腋撅肋間（在乳後二寸）手厥陰心主足少陽之會也曰天泉在

腋下二寸在曲腋下去肩臂二寸舉臂取去之曰曲澤在肘後廉下陷者中在肘內廉横文陷中大筋內側動脈屈肘得之爲合水也曰郄門在掌後去腕五寸手厥陰郄也曰間使在掌後三寸兩筋間陷中對支溝爲經金也曰內關在掌後去腕二寸以對外關在兩筋間與外關相對手心心絡别走少陽也曰大陵在掌後骨下兩筋間横紋陷者中爲俞土也曰勞宮即五里在掌中央動脉屈無名指取之爲滎火也曰中衝在手中指端去爪甲如韮葉陷者中爲井水也以上計九穴

本輸云心出於中衝中衝者手中指之端也爲井木溜於

勞宮勞宮者掌中中指本節之內間也爲滎注於大陵大陵者掌後兩骨之間方下者也（方下謂正當兩骨之下）爲俞行於間使間使之道兩筋之間三寸之中也有過則至無過則止（過猶病也）爲經入於曲澤曲澤者肘內廉下陷者中也屈而得之爲合手少陰也

小腸手太陽經穴曰少澤在手小指端外側去爪甲角下一分陷者中爲井金也曰前谷在手小指外側本節前陷中爲滎水也曰後谿在手小指外側本節後陷中爲俞木也曰腕骨在手外側腕前起骨下陷者中轉手取之爲原

土也曰陽谷在手外側腕中鋭骨之下陷中爲經火也曰養老在手外踝骨上腕後一寸陷者中手太陽郄也曰支正在腕後五寸手太陽絡別走少陰也曰小海在肘內太骨外去肘端五分陷中屈手向頭取之爲合土也曰肩貞在肩曲胛下兩骨解間肩髃後陷者中曰臑兪在肩窌後大骨下胛上廉陷中舉臂取之手足太陽陽維陽蹻之會也曰天宗在秉風後大骨下陷者中曰秉風俠天窌外肩上小髃骨後舉臂有空手太陽陽明手足少陽之會也曰曲垣在肩中央曲胛陷中按之應手痛者曰肩中兪在肩

胛內廉去脊大椎旁二寸陷者中曰肩外俞在肩胛上廉去脊二寸陷中（與大杼平）曰天窗（即窻籠）在頸大筋前曲頰下扶突後動脉應手陷中曰天容在耳下曲頰後曰顴髎（一名兌骨）在面鳩骨下廉銳骨端陷者中（手少陽太陽之會）曰聽宮在耳中珠子大如赤小豆手足少陽手太陽之會也以上計十九穴

本輸云手太陽小腸者上合手太陽出于少澤少澤小指之端也爲井金溜于前谷前谷在手外廉本節前陷者中也爲滎注于後谿後谿者在手外側本節之後也爲俞過于腕骨腕骨在手外側腕骨之前爲原行于陽谷陽谷在

銳骨之下陷者中也爲經入于小海小海在肘內大骨之外去肘內半寸陷者中也伸臂而取之爲合手太陽經也

三焦手少陽之經穴曰關衝在手小指次指之端去爪甲角如韭葉爲井金也曰液門在手小指次指間岐骨間也陷中爲滎水也曰中渚在手小指次指本節後間陷中在液門下一寸把拳取之爲俞木也曰陽池在手表腕上陷中本節後骨直對腕中爲原土也曰外關在腕後二寸陷者中對內關在腕後二寸兩筋間內關相對手少陽絡別走心主也曰支溝一名飛虎在腕後三寸兩骨間陷中爲經金也曰會宗在腕後三寸空中手少陽郄也曰三陽絡在臂上

大交脈、支溝上一寸、曰四瀆在肘前五寸外廉陷中、曰天井在肘外大骨尖後肘上一寸兩筋間陷中屈肘得之亦可于曲肘後一寸兩筋骨罅內、又手按膝頭取之、爲合土也曰清冷淵在肘上二寸伸肘舉臂取之曰消濼在肩下臂外間腋斜肘分下行也曰臑會在臂前廉去肩頭三寸、宛宛中手陽明少陽二絡之會曰肩髎、在肩端臑上陷中、斜舉臂取之曰天髎在缺盆陷處也在肩缺盆中上毖骨際陷中央一曰直肩井後一寸手足少陽陽維三脈之會也曰天牖在頸大筋外缺盆上天容後天柱前、完骨下髮際中上夾耳後一寸曰翳風處頭上三行在耳後尖角陷中按之引耳中者手足少陽會也曰瘈脉處頭上三行在耳本後雞足青絡脈中是曰顱顖處頭上三行亦在耳後青絡脈間少上于瘈脈曰角孫在耳廓中間上曰耳門在耳前起肉當耳缺盆陷中曰和髎在耳前兌髮下橫動脈起處手足少陽手太陽三脈之會曰絲竹空處面部四行在眉後陷中以上計二十五穴

本輸云三焦者上合手少陽張景岳曰按諸經皆不言上合而三焦大小腸獨言之蓋以三焦並中下而言小腸大腸俱在下而經則屬手故皆言上合某經也出於關衝關衝者手小指次指之端也爲井金溜于液門小指次指之間也爲滎注于中渚中渚本節之後陷者中也爲俞過于陽池陽池在腕上陷者中也爲原行于

支溝、支溝上腕三寸兩骨之間陷者中也、爲經、入于天井、天井在肘外大骨之上陷者之中也、爲合、屈肘乃得之、三焦下腧在足大指之前少陽之後、出於膕中外廉、名曰委陽、足太陽絡也、手少陽經也、三焦者足少陽太陰之所將、將領也太陽之別也、上踝五寸、別入貫腨腸、出於委陽、並太陽之正、入絡膀胱、約下焦、膀胱足太陽之經、穴曰睛明、處面部二行、在目內眥外眉頭陷中、手足太陽少陽足陽明五脈之會也、曰攢竹、處面部二行、在眉頭少陷宛宛中、足太陽所發也、曰曲差、面部二行、在髮際夾神廷旁一寸半、正頭取之曰五處處頭上二行在頭上（曲差後五分）去上星旁一寸半曰絡郄處頭上三行在通天後一寸半曰玉枕處頭上三行在絡郄後七分半俠腦戶旁一寸三分起肉枕骨上入後髮際三寸中（在絡郄後一寸五分）曰天柱處頭上三行俠項後髮際大筋外廉陷者中頭之七次脈曰大杼處脊中二行在項後第一椎下去脊兩旁各一寸半陷者中正坐取之督之別（大杼督脈別絡也海論曰衝脈者其輸上在於大杼是又爲衝脈之輸也）骨之會足太陽少陽之會也曰風門處脊中二行在第二椎下兩旁各去脊中寸半（正坐取之）督脈足太陽之會也曰肺俞處脊中二行在三椎下兩旁各寸半對乳引

縄度之，（以手搭背左取右右取左當中指末處是穴正坐取之）曰厥陰俞處脊中二行在四椎下兩旁各寸半（即心包絡俞也正坐取之）曰心俞處脊中二行在五椎下兩旁各寸半（正坐取之）曰膈俞處脊中二行在七椎下去脊兩旁各寸半曰肝俞處脊中二行在九椎下兩旁各寸半（正坐取之）曰膽俞處脊中二行在十椎下兩旁各寸半（正坐取之）曰脾俞處脊中二行在十一椎下兩旁各寸半（正坐取之）曰胃俞處脊中二行在十二椎下兩旁各寸半（正坐取之）曰三焦俞處脊中二行在十三椎下兩旁各寸半（正坐取之）曰腎俞處脊中二行在十四椎下兩旁各寸半（正坐取之）前與臍平正坐取之曰大腸俞處脊中二行在十六椎下兩旁各寸半伏而取之曰小腸俞處脊中二行在十八椎下兩旁各寸半伏而取之曰中膂俞處脊中二行在二十椎下兩旁各寸半俠脊伸起肉處伏而取之曰白環俞處脊中二行在二十一椎下兩旁各寸半伏而取之曰上窌曰次窌曰中窌曰下窌並處脊中二行在腰四空腰下夾尻有空骨各四蓋卽此四髎穴上髎當踝骨下陷中餘三髎少斜下按之陷中也上窌在腰踝骨下一寸俠脊兩旁第一空陷中足太陽少陽絡也腰踝骨卽十六椎下腰脊兩旁起骨之夾脊者次窌在俠脊旁第四空陷中足太陽厥陰所結也曰會陽處脊中二行在陰尾尻骨兩旁開三寸督脉所發也曰附分處脊中三行在第二椎下附項內廉兩

旁去脊中各三寸正坐取之手足太陽之會也曰魄戶處脊中三行在第三椎下兩旁各三寸正坐取之曰神堂曰膏肓俞處脊中三行在第四椎下兩旁各三寸曰譩音衣譆音僖處脊中三行在肩髆內廉夾第六椎下兩旁各三寸陷中正坐開肩取之曰魂門處脊中三行在九椎下兩旁各三寸陷中正坐取之曰陽綱處脊中三行在十椎下兩旁各三寸正坐開肩取之曰意舍處脊中三行在十一椎下兩旁各三寸陷中正坐取之曰胃倉處脊中三行在十二椎下兩旁各三寸陷者中正坐取之曰肓門處脊中三行在

十三椎下兩旁各三寸又肋間陷中曰志室處脊中三行在十四椎下兩旁各三寸陷中正坐取之伏而取之曰扶承一名承扶在尻臀股陰上約文中曰浮郄在委陽上一寸展足得之曰委陽在足太陽之前少陽之後出於膕中外廉兩筋間扶承下六寸屈伸取之三焦之合足太陽之別絡也曰殷門在扶承下六寸膕上兩筋之間在浮郄下三寸曰委中在膕中央約紋中動脉陷中伏臥屈足取之爲合土也曰合陽在膝膕約紋下三寸曰承筋在脛後跟上七寸腨中央之陷中曰飛揚在足外踝上七寸後陷中足太陽絡別走少陰也曰承山在兌腨腸

下分肉間陷中（用兩手高托按壁上兩足離地用足大指尖竪起看足銳腨腸下分肉間取穴）曰崑崙在足外踝踝尖平過下一寸五分跟骨上陷中細脉動應於手爲經大也曰僕參又名安邪在足跟骨下陷中拱足取之（足太陽陽蹻之會也）曰申脉足外踝下五分陷中容爪甲許白肉際（前後有筋上有踝骨下有軟骨其穴居中）即陽蹻脉所起也曰金門一名關梁在足外踝下一寸陷中（邱墟後申脉前）足太陽郄陽維所別也曰京骨在足小指外側本節後大骨下赤白肉際陷中可按而得之爲原本也曰束骨在足小指外側本節後赤白肉際陷中爲俞木也曰通谷在足小指外側本節前陷中爲滎水也曰至陰在足小指

外側去爪甲角如韮葉爲井金也以上計六十三穴
本輸云膀胱出於至陰至陰者足小指之端也爲井金溜
於通谷本節之前外側也爲滎注於束骨束骨本節之後
陷者中也爲俞注於京骨京骨足外側大骨之下爲原行
於崑崙崑崙在外踝之後跟骨之上爲經入於委中委中
膕中央爲合委而取之足太陽也
腎足少陰經穴曰湧泉在足心陷中屈足捲指宛宛中爲
井木也曰然谷在足內踝前起大骨下陷者中乃內踝前
直下一寸爲滎水也曰太谿在足內踝後五分跟骨上動

脈陷者中爲俞土也曰大鐘在足跟後衝中足少陰絡別走太陽也（在足跟後衝中大骨上兩筋間也）曰水泉在太谿下一寸足內踝下足少陰郄也曰照海在足內踝尖下三寸白肉際陰蹻脈所發也曰復溜在足內踝骨外上二寸陷中爲經金也（在足內踝後上除踝二寸陷者中前旁骨是復溜後旁骨是交信二穴只隔一筋）曰交信在足內踝骨上二寸少陰前太陰後廉筋骨間陰蹻之郄也曰築賓在足內踝後上踹分中陰維之郄也曰陰谷在膝下內輔骨之後大筋之下小筋之上按之應手屈膝縫尖而得之爲合水也曰會陰在大便前小便後兩陰間任脈別絡督脈衝脈之會也曰橫骨

處腹部二行在大赫下一寸乃陰上之横骨中宛宛曲如仰月中央（在肓俞下五寸去腹中行五分足少陰衝脈之會也）是曰大赫處腹部二行在氣穴下一寸屈骨端三寸（去腹中行五分足少陰衝脉之會也）曰氣穴處腹部二行在四滿下一寸婦人則左二寸爲氣穴右二寸爲子户（足少陰衝脈之會也）曰四滿處腹部二行在中注下一寸（去腹中行五分足少陰衝脉之會也）曰中注處腹部二行在肓俞下五分（去腹中行五分足少陰衝脉之會也）曰肓兪處腹部二行在商曲下一寸直臍旁去臍中各五分曰商曲處腹部二行在右關下一寸曰石關處腹部二行在陰都下一寸曰陰都處腹部二行在通谷下一寸（夾中脘相去五分足少陰衝脈之會）曰通谷處腹部二

行在幽門下一寸中脘相去五分陷中曰幽門處腹部二行在巨闕旁半寸陷者中曰步廊處胸部二行在神封一寸六分仰而取之在中庭旁二寸陷中曰神封處胸部二行在靈墟下一寸六分去中行二寸仰而取之曰靈墟處胸部二行在神藏下一寸六分去中行二寸陷中仰而取之曰神藏處胸部二行在彧中下一寸六分陷中去中行二寸仰而取之曰彧中處胸部二行在俞府下一寸六分陷中去中行二寸仰而取之曰俞府處胸部二行在巨骨下夾璇璣旁各二寸陷中仰而取之以上計二十七穴

本輸云腎出於湧泉湧泉者足心也爲井木溜於然谷然谷者然骨之下也爲滎注於太谿太谿内踝之後跟骨之上陷者中也爲俞行於復溜復溜上内踝二寸動而不休爲經入於陰谷陰谷輔骨之後大筋之下小筋之上也按之應手屈膝而得之爲合足少陰經也

膽足少陽經穴曰童子髎處面部四行在目外去眥五分手太陽手足少陽三脉之會也曰聽會在耳前尖珠陷中上關下一寸動脉宛宛中在耳珠下開口有空側卧張口取之曰客主人一名上關處面部四行在耳前上廉起骨開口有空側卧

張口取之足陽明手足少陽之會也曰頷厭在耳前曲周顳顬上廉（即腦空之上也）手足少陽陽明之交會也曰懸顱在曲周上顳顬之中（手足少陽陽明之會也）曰懸釐在曲周上顳顬下廉手足少陽陽明四脉之交會也曰曲鬢在耳上髮際曲隅陷中鼓頷有空足少陽太陽之會也曰率谷在耳上入髮際寸半陷中（嚼牙取之）足少陽太陽之會也曰天衝在耳上如前三寸曰浮白處頭上三行在耳後入髮際一寸足少陽太陽之會也曰竅陰一（名骨）處頭上三行在完骨上枕骨下動搖有空足少陽太陽之會也曰完骨處頭上三行在耳後入髮際

四分足少陽太陽之會也曰陽白處面部三行在眉上一寸直瞳子手足少陽陽明陽維五脉之會也曰臨泣處頭部三行在目上眥直上入髮際五分陷者中正睛取之足少陽太陽陽維三脉之會也曰目窗處頭部三行在臨泣後一寸足少陽陽維之會也曰正營處頭部三行在目窗後一寸足少陽陽維之會也曰承靈處頭部三行在正營後一寸半足少陽陽維之會也曰腦空即顳顬處處頭部三行在承靈後一寸傍玉枕骨下陷中足少陽陽維之會也曰風池處頭部三行在顳顬後髮際陷中在顳顬後腦空下足少陽陽維之會也曰

肩井在肩上陷解中缺盆上大骨前一寸半以三指按取之當中指下陷中是（手足少陽足陽明陽維之會也）曰淵腋在腋下三寸宛宛中舉臂取之毛攢中是曰輒筋在腋下三寸復前行一寸著脇也（足少陽太陽之會）曰日月處腹部四行在第二肋端期門下五分上直兩乳膽之募也（在第三肋端橫直心蔽骨旁二寸五分足太陰少陽陽維之會也）曰京門在監骨腰中季脇本俠脊腎之募也（在臍上五分旁九寸半側臥屈上足伸下足舉臂取之）曰帶脉在季脇下一寸八分陷中曰五樞在帶脈下三寸曰維道在章門下五寸三分（在中極旁八寸五分足少陽帶脈之會）曰章門在橫紋外直季脇端也（章門穴見足厥陰肝經）曰居髎在章門下八寸三分監骨上環跳上一寸外

陷中足少陽陽蹻之會也曰環跳在脾樞中骨罅內側臥伸下足屈上足大骨尖後一寸取之曰風市在膝上五寸垂手得之中指盡處是正身平立直垂兩手著腿當中指頭盡處陷中曰中瀆在髀骨外膝上五寸分肉間陷中足少陽絡別走厥陰者也曰關陽在陽陵泉上三寸犢鼻外陷中曰陽陵泉在膝下一寸外廉陷中爲合土也曰陽交在足外踝上七寸斜屬三陽分肉間陽維之郄也曰外邱在足外踝上六寸足少陽郄也曰光明在足外踝上五寸足少陽絡別走厥陰者也曰陽輔在足外踝上除骨四寸輔骨前絕骨端如前三分計去邱

[redacted]墟七寸筋肉分間爲經火也曰懸鐘在足外踝上三寸動者中爲足三陽之大絡按之足陽明脉絶乃取之對三陰交也尋摸尖骨者乃是絶骨滑伯仁曰絶骨在足外踝上四寸輔骨前絶骨端如前三分諸髓皆屬于骨故名髓會曰跗陽在足外踝上三寸太陽前少陽後筋骨間陽蹻之郄也曰邱墟在足外踝下如前陷者中去臨泣三寸對商邱爲原土也曰臨泣在足小指次指本節後間陷者中去俠谿一寸半爲俞木也曰地五會在足小指次指本節後陷中去俠谿一寸曰俠谿在足小指次指本節前歧骨間陷中爲滎水也曰竅陰在足小指次指外側去爪甲如韭葉爲井金也以上計

四十六穴

本輸云膽出於竅陰竅陰者足小指次指之端也爲井金溜于俠谿俠谿足小指次指之端也爲滎注于臨泣臨泣上行一寸半陷者中也爲俞過于邱墟邱墟外踝之前下陷者中也爲合伸而得之足少陽也肝足厥陰經穴曰大敦在足大指端去爪甲如韮菜及三毛中內側爲隱白外側爲大敦爲井木也曰行間在足大指縫間動脉應手陷中在足大指次指歧骨間上下有筋前後有小骨尖其穴正居中爲滎火也曰太衝在足太指本節後二寸陷中動脈應手在足大指本節後行間上二寸內間有絡互連至地五會二寸骨罅間素問云女子二七太衝脉盛月事以時下故能有子爲俞原也曰中封在足內

踝前一寸仰足取之陷中伸足乃得之（在內踝前一寸斜行小脉上貼足腕上大筋陷中）爲經金也曰蠡溝在足內踝上五寸足厥陰絡別走少陽也曰中都在足內踝七寸當䯒骨中與少陰相値曰膝關在犢鼻下二寸陷者中足厥陰郄也曰曲泉在膝內輔骨下太筋上小筋下陷中屈膝橫紋頭取之爲合水也曰陰包在膝上四寸股內廉兩筋間（蹺足取之看膝內側必有槽中）足厥陰別走者也曰五星在陰廉下二寸氣衝下三寸陰股中動脈應手者也曰陰廉在羊矢下（在羊矢下斜裏三分直上）去氣衝二寸動脈陷中曰羊矢在氣衝一下（在會陰旁三寸股內橫紋中按皮肉間有核如羊矢）曰鼠谿在橫骨盡處去中行五寸

在陰毛中陰兩旁相去二寸半按之隱指堅然甚按則痛曰章門在大橫紋外直臍季脇端側臥屈上足伸下足舉臂取之約臍上二寸旁開九寸胸前兩乳間橫折八寸約取之脾之募足厥陰少陽之會也在大橫文外直臍季肋端爲脾之募曰期門處腹部四行在第二肋端不容旁各二寸半直兩乳肝之募足厥陰太陰陰維之會也以上計一十三穴

本輸云肝出大敦大敦者足大指之端及三毛之中爲井木溜于行間行間足大指間也爲滎注于太衝太衝行間上二寸陷者之中也爲俞行于中封中封內踝之前一寸半陷者之中也搖足而得之爲經入於曲泉曲泉在輔骨

之下大筋之上也屈膝而得之爲合足厥陰也以上十二經穴皆偶穴也一元之始起於中焦屬肺而兩分隨肺呼吸之息貫注左右而並行之以紀其度靈樞經所謂並行一數也並行一數者聯左右而言也

夫藏府經脈隨左右而流行一身周行長十六丈二尺左右並行合三十二丈四尺以憑骨度之大小廣狹長短以定脈度一呼一吸合爲一息脈行六寸每日十周一萬三千五百息脈行五十營凡八百一十丈而衛度晝行陽二十五度夜行陰二十五度營衛兩行各盡而大會周而復

飲食有節起居有常論

始矣

附醫論

我中國上古有歧伯得天地陰陽之道黃帝稱之爲天師時與雷公伯高鬼臾區少俞在明堂問難以明人體生理以教飲食有節起居有常上窮天紀下窮地理遠取諸物近取諸身考察五味五色配合藏府而施救療誠天下萬世之至德至仁者也周禮醫師之屬掌于冢宰歲終必稽其事而制其食漢文帝與淳于意問答萬餘言以論表裏陰陽寒熱虛實宋神宗時設內外醫學置教授及諸生分

科考察其考試之文皆有程式前淸高宗純皇帝乾隆四年命太醫錢保斗等纂修醫書以正醫學是皆崇重醫道實寓富國强種之至意也近世戶口日繁生計日促託醫以覓食者踵相接矣畧展本草湯方頗知某方能治某病某藥爲補破某藥爲熱涼便懜然出而問世內經所謂愚心自得窈窈冥冥熟知其道者甯不大可慨哉泰西各國設醫學堂立醫院肄業之士率皆通達敏哲之人入學嚴格逾于他學科學未竟年級未滿雖欲濫充而不可得是以皇家器重國民信仰醫務之權得與行政相埒也雖然

欲從其法以治吾國之民則又不能無殊經云西方金玉之域其人不衣而褐薦其民陵居而多風水土剛強邪不能傷其形體病生於內治宜毒藥故西國之民病由內生法當下之我國之民病多外感法當汗之乃地氣與起居飲食之不同也若學人之學而忘其短泥而用之其害更烈于不學靈樞經有云人生天地間六合之內此天之高地之廣非人力之度量而至也今夫八尺之士皮肉在此外可度量切循而得之其死可解剖而視之其藏府脈絡與氣血之多少皆有大數治之各調其經固常有合乎五

藏六府之安排身內受穀之多寡不等如地脉之十二經水大小深淺廣狹遠近各不同非互叅天地陰陽之理於病焉能得心應手歧伯曰治不法天之紀不用地之理則災害至矣今考西國醫學所傳者如化物學手術學細綮學等於治外之法較勝於中醫至如雜病之內因外因與不內外因傷寒之變症傳經與未傳經在理氣上推求則非形質上之可證也故曰治外之法必以西爲本以中爲助治內之法必以中爲本以西爲助此一定之理也我國之業斯道者不下萬計詎無名醫國手博通古今者哉求

其殫精竭慮以宣古訓以存國粹者乃未之聞抑又何歟蒙
時艱蒿目自忘空疏輒於暇晷手輯所見求以就當代大人先生之責我詈我並以誨我設有海內同志起而塗纂是書或另編科學發明經旨使中醫有所遵循西醫不惑偏見一髮千鈞以挽狂瀾以扶斯道則尤蒙　所馨香禱祝以俟之矣

每部定價五百五十文

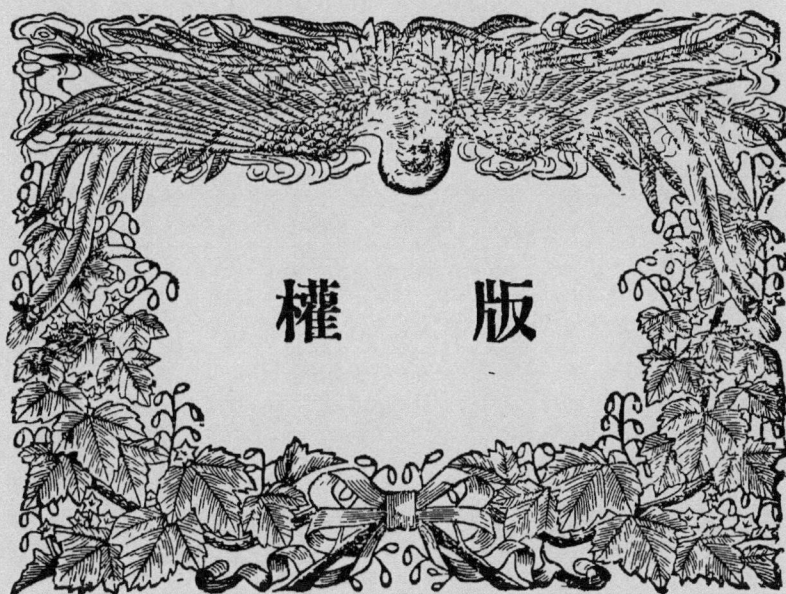

中西药物功用异同

《中西药物功用异同》引言

《中西药物功用异同》为三山医学传习所教材之一，陈登铠编。无锡丁福葆精通中西医，编有《化学实验新本草》一书，论述中东与欧美学说药物功用异同，陈登铠在《化学实验新本草》的基础上编写了此讲义。此讲义为残本，现存内容共有十四章，将药物分为麻醉品（12种）、兴奋剂（16种）、鲜热剂及清凉剂（11种）、驱虫药（11种）、变质剂（5种）、强壮剂（10种）、收敛剂（9种）、刺戟剂（2种）、下剂（6种）、吐剂（1种）、利尿剂（3种）、祛痰剂（5种）、发表剂（2种）、防腐及消毒药（4种），共计97种药物。书中比较了各个药物在中医理论、日本医学、英美医学中气味、形色、主治、用量等方面的异同。

中西藥物功用異同緒言

閩侯陳登鎧編輯

近世歐風東漸吾國設立學堂之後學者於疾病時無不道及東西醫之名詞學說而歐閩吾國之五行陰陽而不知天地之萬物非藉五行陰陽之生化何以成形東西醫於人體所貴者血中醫於人體論血何嘗不貴而於氣相較則氣尤貴於血也故人身血流盡盆如有氣存尚可以生身血雖見無損氣難立死氣閉亦死蓋血無氣不行是氣[illegible]也[illegible]西國藥物學之治氣分者甚少中所採取[illegible]成分確有証明者用為治療緣吾國氣分之藥於[illegible]學

之或分無所分析。功在氣味調合。非古人實驗相傳。焉知其妙。無錫丁福保精通中西醫學。所著醫學叢書可謂博矣。新編化學實驗新本草一書。列中東與歐美之學說。論藥物之功用。或異或同。足以增吾人之學識。茲將是書細心討論。研究異同。畧爲增減。與諸君商可。亦可以為治療之一助耳。

第一章 麻醉品

讀後漢書方技傳。謂華佗精於方藥。凡鍼藥所不能及者。乃令先以酒服麻沸散。既醉無所覺。因刳腹背。抽割積聚。若在腸胃。則斷截湔洗。除去疾穢。既而縫合數以神膏，四五日創愈。吾國麻醉之藥，已見於漢代。惜其法失傳，後之人又不研究其術，廢特弗能光大，而且日漸退化，殊為可嘆。東西醫麻醉之藥，為割症時最妙之品，有數種，其性最酷烈者，莫如哥羅芳，令患者嗅其氣，未幾即不知覺，往往有因嗅而致氣絕者。此類藥品多屬有毒，小量服之，血尤能行，過量傷腦，沈睡不醒。中此毒者，速服吐藥以救之。

鴉片　名罌粟。又名阿芙蓉，又名御米。

《中國學說》　明李時珍曰：罌粟秋種冬生，嫩苗作蔬，食甚佳。葉如白苣，三月抽薹結青苞，花開則苞脫，花

中西藥物攷異同　二

凡四瓣，大如仰盞，罌在花中，鬚蕊裹之。花開三日即謝，而罌在莖頭，長一二寸，大如馬兜鈴，上有蓋，下有蒂，宛然如酒罌，中有白米極細，可煮粥和飯食（多食傷腦，含有麻醉性，故得頭暈）。鴉片是罌粟花之津液也。罌粟結青苞時，午后以大針刺其外面青皮，勿損裏面硬皮，或四五七處，未幾津出如乳汁，以竹刀刮收，入瓷器，陰乾用。家花有紅白黃紫數種，亦有千葉者，艷麗可愛，故又名曰麗春，花中醫有用殼入藥。

【氣味】酸澀溫，微毒。取汁用銅鍋煮膏，粘如膠漆。

【主治】瀉痢脫肛不止，能澀丈夫精氣，故治夢遺，斂肺固腸。療心腹筋骨諸痛。明劉若金本草述曰。鴉片止痢。其功勝粟殼。但忌常服。久反無驗。且傷耗陰液。（即減少分泌）雖提助精神。而損折人壽。切戒之。

粟殼。氣味酸澀微寒無毒。主治相仿。功次之。

御米。氣味甘平無毒。能行風氣。逐邪熱。治反胃胸中痰滯。時珍曰。治瀉痢潤燥。宗奭曰。性寒。多食利二便。動膀胱氣。開寶曰。服石人。研此水煮。加蜜作湯飲甚宜。飲食不下。和竹瀝煮作粥食極美。

（日本學說） 鴉片之主成分為莫兒比涅（即摩啡）

（主治）據日本藥局方云。其主治為麻醉。止瀉藥。於莫況比溟之適症間有用之者。鴉片之特效。為諸般下痢。如由感冒之下痢（當禁）於飲食不慎之下痢（當禁）。虎列拉（霍亂）等。一日數回。分量自一毫三絲至二釐六毫。為散丸與之。此外於腹膜（如腹膜脹按之痛）炎。尿崩（三消病）。鉛毒。便秘。其種精神病。酒客譫妄等。亦適用。

（英美學說）鴉片產中國。波斯埃及印度土耳其等國。即白罌粟未熟之蒴。割裂後流出汁液所成之乾膏。自古以來。即有人能知其形性與功用。酒水淡強水類。均能提出功力。歐羅巴尋常出售之鴉片。即土耳其所產者。故英國藥品中之所用。係土耳其國之鴉片。印度所產之鴉片。多運至中國出售。第印度國所產之鴉片有二種。一作球形而大如柚。俗呼為公。一作餅塊而無皮。俗呼為白。中國之雲南所產者亦呼為白。然功力之峻。則究以公為最。藥品中必以乾者為合用。否則濃淡不能一定。惟鴉片膏則不必用其乾品。鴉片內所含之嗎啡最多者。為法國鴉片與日耳曼國鴉片。每百分中計有嗎啡十六分至二十分。評論其品之高下。即以內含嗎啡之多寡而定。嗎啡多則力峻而價昂。且鴉片每百分則以內含嗎啡六七分者方可入藥。若過少便不足於用。

氣味與形色　鴉片汁稠如膠，其色棕黑，露置漸成堅硬，若作散則其色棕黄。其臭腥悶，味苦辛。

醫治作用　鴉片為宜睡藥之首。初服則大感動腦線。以後則減腦線之知覺。又能特意感動腦髓，令睡。如為外科之用。初時能行血氣。令其覺痛。即如用於眼睛。先覺痛。後覺平人安心。為內科之用。食一小服。則先行血氣，令脉加數，皮膚加熱。不久則知覺減少。心中安穩則欲睡。再其痛減輕。身體內失生津之功用。惟皮膚仍如故。如食過大之服，則為令人宜睡之毒藥。常用之為止痛令睡。平人安心。或放出津液過限。然不免有頭痛煩渴。便燥嘔吐等狀。如泄瀉病、與霍亂病。能令其停止。常服則使人胃弱不化。呼吸短少。致血内養氣不足。又可用為發汗藥。治轉筋藥。治發熱藥。又酒狂病。食大服能得其益處。生炎病。可令於汞三綠(甘汞)或衣必格(吐根)服之。論生炎或發大熱服鴉片為相反之治法。以鴉片為各種藥品中之最要。故較他種藥品用之更多。且如服各種瀉劑、而加鴉片少許。以鴉片能制其猛烈。如用汞綠汞藍丸等。作改血藥(變質劑)而必合鴉片同服。以鴉片能助其加。如用衣必格作表藥。而必借以鴉片。以鴉片能助其發汗。如用樟腦療痛。而亦加以鴉片者。以鴉片能助其止痛。又如平人略服則益腦提神。脈快有加。遍體筋肉皆覺收澀。惟腦則受功力最多。故至略醉未幾自覺心神舒暢。又劇痛之症服之。則可止痛。如臟腑發炎作痛。先用涼劑去炎。隨用鴉片止痛。甚驗。惟身尚有大熱者。俟熱退方可服。如心痛肚痛。係由胃不消化者。須先服吐瀉等藥。後服鴉片。其痛可止。如膀淋或內腎淋等症。作痛者。先以熱水浸身。次服鴉片以止其痛。如小便癃及婦人經痛者。亦先以熱水洗下身。後亦能服鴉片。庶易全愈。如牙痛耳痛。服之亦效。或用綿花蘸鴉片酒塞入患處，如初患風濕時，或作痛，服之可治。或鴉片酒射入糞門，如有等症痛，雖不可療治，當劇時服之，亦可緩痛。又如有等不能安寢症，服之能安。如抽筋一症，有由羊癇而發者，有因產後而起者，實係腦力妄發，服之可平之。如紅白痢，須先服大黃等藥，以去其積滯，後服鴉片丸，或鴉片酒，或麼啡，均效。又如咳嗽，凡乾咳無痰者，服之方合。如痰多，用此恐至痰塞氣管，宜佐以祛痰藥為妥。如鴉片表散抱布兒私散是也。其他如誤服過多，或求自殺者。始則頭昏，繼則不省人事，或五六點鐘，或

中西藥性功用異同　六

十一十二點鐘而氣絕。第鴉片除內服外。或取以化水。用水節射入肛門。或用小水節刺入皮肉。以藥水射之。均能獲效。如止痛安眠。及治各症。以一厘或二厘為一服。有烟癖者宜重服。然或多服而仍不驗。則以藥水射入肛門。即驗。如嘔吐不止。及大腸痛。內腎痛。膀胱痛等症。亦宜以藥水射入糞門。至欲解此毒之藥。須先用吐劑。如胆礬一分七厘半。或白礬半兩。或芥子半兩。用溫一碗化服。令吐後再多飲溫水助嘔。至吐清水為止。後再飲咖啡茶。或濃細茶。或服咖啡精。又扶助行走。勿寐。倘患者不能服藥。用抽水節以抽淨其毒。次將濃咖啡茶送入胃。若其狀仍昏迷。再用空針射下刀邊糖水。八厘七毫半至一分七厘半。入皮肉以敗其毒。外用冷水洗面及前後心。或用手巾蘸水拍打亦可。行此數法。如氣息仍不舒展。急將患者二臂向前後屈伸。以助呼吸。（人工呼吸法）或用電機以震動其身。

草烏頭。　又名土附子。又名鴛鴦菊。本經名奚毒。又名烏喙。或云。烏喙乃烏頭之旁生兩尖。如烏之喙也。煎汁成膏。名射罔。以作箭毒之藥。

（中國學說）草烏頭乃野生之一種也。時珍曰。處處有之。根苗花實並與川烏頭相同。但此係野生。又無釀造之法。其根外黑內白。皺而枯燥爲異爾。然毒則甚焉。段成式酉陽雜俎言雀芋狀如雀頭。置乾地反濕。置濕地反乾。飛鳥觸之墜。走獸遇之僵。似亦草烏之類。而毒更甚也。

氣味辛溫有大毒。(本經)主治中風惡風。洗洗出汗。除寒濕痺。欬逆上氣。破積聚。(別錄云)消胸上痰冷。食不下。心腹冷痰。臍間痛不可俛仰。目中痛不可久視。又墮胎。(甄權)主惡風憎寒。冷痰包心。腸腹疞痛。痃癖氣塊。齒痛。益陽事。强志。(時珍)治頭風喉痺。癰腫疔毒。

（修治）或生用。或炮用。或以烏大豆同煮熟。去其毒用。中射罔毒者。以小豆葉浮萍冷水薺苨皆可解之。

（日本學說）又名傻蘭菊。據豬子氏之實驗云。烏頭究非如漢醫所稱道之貴重藥品。若於病床用之。則從來所謂適宜之症。宜有制限者。不過用於神經痛而已。（內服並外用）就二三藥物書舉其效用列如左。

（一）為鎮痛藥。於僂麻質斯（風痺症）神經痛痛風等用之。

（二）以鎮靜心動之亢進為目的。於脚氣用之。但因熱發而亢進者。反以不用為良。

（三）為利尿藥。於諸般之水腫用之。

注 丁幾係化成水酒之名詞

用量　根內用。一回七毫八絲。一日七厘八毫。極量一回二厘六毫。一日一分三厘。為散或丸用。舉其製劑於左。

(一)僂蘭菊越幾斯。一回一毫三絲。至五毫二絲。一二回至四回。

(二)僂蘭菊丁幾。五滴至十滴。一日數回。

(三)亞格尼丁幾。二絲六忽。至一毫四忽。一日用一厘四絲。

(英美學說)草烏頭產中國歐羅巴印度等處。高約一尺六寸至五尺。根則頭大而末削。及多橫蘖。長約三四者。其根與葉均可為藥品。野生者較家烏頭尤毒。川種之家烏頭，本草綱目謂其至毒之藥。况西土較中國高亢，所産者其力自較中國愈大。用鮮葉可配膏汁等，用乾根可配酒及搽酒等。第根之功力比葉尤峻。故凡釀作藥酒者，或用根或用葉，亦須聲明。西國常用之草烏頭，在歐羅巴數處山上養畜之處，或冷處得之。如英國內地間亦有之。西國古時原入毒品，人所鮮其用。以作服劑，僅百有餘年耳。

形色與氣味。根為錐形，與胡蘿蔔略同。色外深棕，而內白。味甜而苦，若入口則能令唇舌麻木刺痛。

中西藥性功用異同　九

（醫治作用）為止痛寧睡藥。平腦藥。又為解熱藥。解炎藥。第有最烈之毒。能徑平知覺腦筋。如欲用減熱氣之藥。則此藥有大用。如以根少許入口嚼之。則發口津必多。口中覺熱而癢。唇舌間有針刺。服後則能平腦。令遍體腦筋麻木不寧。四肢如觸叢針。肉筋亦隨減力。若服稍多。則必眼簾收縮。又令人昏蒙癱瘓。因暈絕而死。如或服至殺人之分劑。則覺刺熱。肚痛作。渴作吐作瀉。遍體麻木。而愈形軟弱。惟不至昏蒙抽搐。又如腦氣筋痛風濕及心病。用此藥均有益。凡腦氣筋痛。或服飲劑。或以搽酒頻搽。甚驗。又如牙部腦筋作疼。宜先用搽酒。搽腮頰。俟數日不愈。方可内服。又如牙痛。以綿花蘸搽酒。塞入牙穴。其痛即止。又如初患風濕。每日宜服此藥三四次。連服數日可愈。若舊症骨衣生厚。亦宜每日服飲劑三四次。兼以搽酒搽之。又如跌打損傷。以搽酒搽之。有奇效。又如胃不消化。舌有白苔。宜與發汗藥或瀉藥同服。此藥以火酒浸之。能提出功於尋常用者。則以所浸之酒入藥。其功用又能治痛風。胃氣疼。毒癰。心體變大。梅核生炎。牙關緊閉。癆疾。第藥性酷烈。用宜慎之。至解藥之解此毒。須先用吐劑。後用内外行氣劑。

附録　草烏頭之藥性本熱而其又能減熱者緣人受寒涼將皮膚毛孔閉塞内熱不能外散覺身體發熱煩躁西人名為炎症草烏頭以其辛熱加其腹内之熱逐身外之寒一時内熱得以四行而熱去中國醫士之以麻黄桂枝等治人發熱亦即此理至草烏頭之鮮葉嗅之則令人欲睡如以葉含數刻始則其喉舌覺刺而木繼則腫而熱乾葉則服後畧久始亦有此現象若葉既陳則不可用草烏頭之根作泥入口則先覺甜而後覺苦辣西醫之以草烏頭根作酒此尋常分兩有加至六倍者而内服每次仍用五滴

蓋準此以為療治之法，自能見效。如用稍多，便不穩妥。故恆多用平淡之劑，必先服平淡之劑而久不見效者，然後改服濃劑。

附子

中國學說：時珍曰：初種為烏頭，象烏之頭也。附烏頭而生者為附子，如子附母也。烏頭如芋魁，附子如芋子。保昇曰：正者為烏頭，兩歧者為烏喙，細長三四寸者為天雄，根旁如芋散生者為附子，旁連生者為側子，五物同出而異名。苗高二尺許，葉似艾。別有草烏頭、白附子，故俗呼此為黑附子、川烏頭。五者今並出

中西藥物功用異同　十一

蜀土冬採者佳須湯浸造釀置密室而後用之否則毒行周身令作痺急用甘草湯以解

氣味辛溫有大毒為諸經引用之藥得乾姜則大熱得甘草則性緩得肉桂則助命門火得生姜則能發散寒邪

主治本經治風寒欬逆邪氣寒濕踒躄拘攣膝痛不能行步破癥堅積聚血瘕金瘡別錄治脚氣冷弱心腹冷痛霍亂轉筋下痢赤白溫中強陰堅肌骨墮胎痊又治風濕麻痺嘔噦反胃噎膈脾泄瘴氣寒瘧癱疽不斂背瘡灰白及小兒慢驚水腫痰喘等症並治

注点　婦人有胎須用溫熱藥或動胎育品者應先以烘土攪溫炒貼脾邊令腹中胎受

煖氣血後服
孕婦則胎殞
注：
小兒驚風或中風一切
口噤不開者用烏梅
一枚浸極酸醋後
搗如泥搽牙根口
即開
驗。
王氏簡易方：羌活
湯。烏頭、羌活。
附子、生姜各八分
延年秘錄：去皮
酒一升浸附子七
即隔日服一合
功治生氣

中風偏廢，半身不遂，瘓癱氣痲癱後，中風口噤不語。注：口噤不開者，可用肉桂研末和酒搽兩腮，口即開。
寒疝腰痛。
烏頭氣味性相仿，治風寒濕之患，尤勝於附，補益
次之。
烏喙一名兩頭尖，氣味性畧同，善走竅，主大風頑
痺，丈夫腎濕陰寒奇癢。
天雄氣味亦同，助陽益精，利皮膚，調血脉，治大風寒
濕，痛痺拘攣，下胸膈水，破痃癖癰結，排膿止痛，續
筋骨，強背脊。
側子辛大熱，有大毒，治癰腫，風痺歷節，腰脚冷痛。

中西藥物功用異同　十二

傷寒論

附子瀉心湯　治心下痞而復惡寒汗出者

附子一枚　黄連一兩　黄芩一兩

大黄二兩　以附子炒去皮破別

煮取汁，以麻沸

湯二升漬之，須臾絞

去滓，內附子汁

寒熱鼠瘻、太風、濕痺、筋骨拘攣。蓋側子散生旁側，其氣輕揚，宜其發散四肢，充達皮毛，為治風之藥。木鼈子乃附子之餘氣所結，其形獲殘，入湯令人喪目。唐元希聲侍郎治癱瘓風，有側子湯，見外台秘要，藥多不錄。五種均須泡製，方可入湯。

日本學說：藥學雜誌第百六號云：白川附子為草烏頭之老根，其所含之毒，比草烏頭少。據豬子氏和漢藥論，未評論其可否，因尚未精察其試驗也。當時治療上之價值甚少，故附子完非如漢醫所稱道之貴重品，而有毒物學上觀察之，則興味頗多，如彼蝦夷

人之箭毒即草烏頭也（松前志卷之八、蝦夷寶記卷之三）草烏頭之効用前已述之而附子之効用與之大同小異故從畧

莨菪 一作顛茄 又作虎茄 草牛黄

又名天仙子（圖經） 横唐（本經）

中國學説莨菪子生海濱川谷。苗莖高二三尺。葉似地黄、王不留行、紅藍等而闊如三指。四月開花紫色。莖莢有白毛。五月結實有殼。作罌子狀。如小石榴房。中子至細青白色。如粟米粒。金匱要畧有云。菜中有水莨菪。葉圓而光。有毒。誤食令人狂亂。狀如中風。或

吐血。以甘草汁解之。雷斅曰：修事莨菪子十兩，以頭醋一鎰，煮乾為度，却用黃牛乳汁浸一宿，至明日乳黑，即是真者。晒乾搗篩用。又曰：有大毒，誤服之，衝人心，大煩悶，眼中有火。藏器云：取子洗晒，小便浸，曝乾，勿令子破，子破則令人發狂。大明曰：中其毒者，以綠豆汁、甘草、升麻、犀角，並能解之。

（氣味）苦寒，有毒。

（主治）本經：治齒痛出蟲，肉痺拘急，健步強志，益力，通神，多食令人狂走。（別錄）療癲狂風癇，顛倒拘攣。藏器：安心定志，聰耳明目，除邪逐風。甄權：炒焦用，治下苦脫肛，止冷痢。大明：燒熏蟲瘡，及洗陰汗，並治水腫蠱脹、風毒、咽腫、乳癰、堅硬、惡瘡、似癩、打撲折傷、惡犬咬傷，年久咳嗽，水瀉日久，惡刺傷人。

根氣味苦辛，有毒。治邪瘧、疥癬、殺蟲（時珍）

陶宏景曰：入療癲狂方用，然不可過劑，久服自無嫌。通神健行為大益。甄權曰：以石灰清煮一伏時，掬出去芽，暴乾，以附子、乾姜、桔皮、桂心、厚朴為丸服，去一切冷氣積年氣利，不可生服，傷人見鬼狂亂。時珍曰：莨菪、雲實、防葵、赤商陸，能令人狂惑見鬼者，昔人未有發其義者，蓋此類皆有毒，能

中西药物功用異同　十四

使痰迷心竅，蔽其神明，以亂其視聽耳。千金方
治久瘧，莨菪根燒灰，水服一合，量人强弱用。千金
金翼：治惡瘡，擣爛，蜜和傅之。又治惡刺，用根煮
湯浸之，冷即易之。瑞竹堂方：治風牙蟲牙。天仙
子一撮，入小口瓶燒烟，竹筒引烟入蟲牙，熏之。普
濟方：用莨菪子入瓶，以滚湯冲之，口含瓶口，令氣
熏，入冷更作，盡三合，有涎可去。備急方：莨菪子
數納孔中，以蠟封之。纂要方：治久嗽，莨菪、木香、
白雄黄
熏黃等分為末，以羊脂塗帋上，撒末於中，卷作筒，
燒烟吸之。孟詵必效方：莨菪子為末，蠟豬脂和

末。綿裹棗許。導下部。因痢出。更納新者。不過三度瘥。治冷痢良。聖惠方治脫肛。莨菪子炒研傅之。千金方。治惡瘡。炒研傅之。又治折傷。羊脂調塗。又犬咬。莨菪子七枚吞之。勿嚼破。日三服。外台秘要。治犬咬。用根和鹽搗傅。日三易。陳延小品方。治癲狂。用莨菪三升為末。酒一升漬數日。絞去滓。煎至可丸。如小豆三丸。日三服。當覺面急頭中如有蟲行。額及手足有赤豆處。如此並是瘥候也。未知再服。取盡神良。

（日）本學說。本品之効。由理學博士長井長義氏檢明其中含有亞篤羅必涅。與歐州所產之别剌鄢那同其生理的作用。故可為别剌敦那之代用品。咸供製造亞篤必涅之用。又為越幾斯於鎮痙及鎮痛藥用之。我國之莨菪藥為貴重之藥品。現日本藥局方亦收載之。（和漢藥考）

主治用量　為鎮靜鎮痛藥。用於劇甚之咳嗽刺戟（咯漢甚必）而頻發者。例如慢性喉頭及氣管枝加答兒。肺勞喘息。疫咳胃痛。三叉神經痛。坐骨神經痛。及痙攣性狹窄。因肛門裂傷之筋收縮。子宮頸收縮。噎吐。慢性便秘。及癲癇舞蹈病等。均有效。

一、日可服二三回。自七毫八絲至五厘二毫。為浸劑、散劑、或丸劑。外用，則為細粉為軟膏。一回之極量五厘二毫至一分五厘六毫。但此為莨菪草之量。其根及越幾斯，主治亦同。而根之量為三毫九絲至一厘八毫二絲。一日二三回。為浸劑、散劑。外用則為細粉為軟膏。極量一回一厘八毫三絲。一日極量七厘八毫。越幾斯一回之極量一厘三毫。一日之極量五厘二毫。

（英美學說）顛茄產中國、日本、歐羅巴及美國等處。與佛茄兒、閙羊花同類。高約三尺。結實狀如李子。內有多核。此樹全身皆具功用。其花及子。皆可入藥。而藥品中多用其葉與根。內含一精。即丁刀邊精。（鹽篤魯必涅）其功力最峻烈。如用其葉。無論鮮乾。皆可配膏酒等。如用其根。則可配貼膏酒膏搽酒等。

（醫治作用）顛茄為提神寧睡藥。不宜過服。過服則喉渴目眩頭暈。如洗醉而易傷命。然如蛤利類及飲劑。能散。此藥功相不可同服。其功用又能止痛發表。解轉筋。利小便。補陽。主治風癱。胯氣筋疼。咳嗽哮促。癱風悸病。便秘遺尿。陽痿遺精。風濕之病。至解藥之解此毒者。須先用胆礬一分七厘半。以水和服。待吐後繼

服鴉片膏。（粟鴉性毒，可按顛茄多少，酌用，慎勿妄加）
或服綠養氷等。
（反藥）反酸類。士的年精、鴉片。（按番木鱉、鴉片，雖與顛茄不合，然亦有同服，於病有益，尚可酌用）
（顛茄搽酒方）顛茄根二十分。細末。樟腦酌用。先用酒二十分。浸三天。裝淋筩。架在盛樟腦器皿中。淋乾。再用酒漂淋。足三十分。治腦氣筋疼。用此酒與鴉片搽酒各一半。或樟腦製搽酒一半。或三者各用一分和勻。搽患處最效。
（顛茄哥羅方）顛茄根二十分。研末。哥羅方酌用。治

濕疼腿氣筋疼腰骨疼。用此藥與樟腦搽油各一
粉，和勻搽之。（此與搽酒類不合，與搽油類則能合。）
顛茄浸搽酒方（顛茄搽酒七份，顛茄哥羅方一份）
和勻，搽治腰疼。

蔓陀羅花。一作佛茄兒。一名風茄兒。
又名醉仙花、喇叭花。俗呼閔東蓖麻子。
（中國學說）道家北斗有陀羅星使者，手執此花，故名。
蔓陀羅，梵言雜色也。主治諸風及寒濕脚氣，煎湯洗
之。又主驚癇及脱肛，并入麻藥。時珍曰：割瘡灸火，先
服麻藥。七月採火麻子花，八月採此花，陰乾等分，為

衛生易簡方 採
臉上瘡。
御藥院方 治小
兒慢驚風。
花七朵 天麻二錢半
全蝎 十枚
炮南星 各 丹砂 各
乳香 各
儒門事親 加
洗脫肛。
蔓陀羅花
朴硝 等分

末。熱酒調服三錢。少頃即昏昏如醉。不覺苦也。

（氣味）辛温有毒。生北土。人家亦栽之。春生夏長。獨莖直上。高四五尺。生不旁引。綠莖碧葉。葉如茄葉。八月開白花。凡六瓣。朝開夜合。結實圓而有子。九月採實。

（日本學說）蔓陀羅花者。（俗稱朝鮮朝顏）因有麻痺之効。而著名於貞亨年間。始由外船輸入。為有益之植物也。漢醫於喘息及咳嗽等用之。日本華岡青洲氏稱為通仙散者。乃麻醉藥也。實由此劑而成。其方如左。

蔓陀羅花八分。 草烏頭。 白芷。 當歸。 川芎。各

中西藥物功用異同　十八

二分。共五味為細末，開水沖服。分量酌勻。

猪子氏案。此方殆因烏頭有止痛之効。當歸補血液。白芷川芎治頭痛之理論而配合之者。蔓陀羅華之有効分為麻醉性之毒藥也。

本品以藥之浸劑。或越幾斯丁幾等為藥用。其生理醫治之作用。與別剌敦那皆相類似。

用量。葉七毫八絲。至五厘二毫。極量。三厘九毫一回。至二分六厘。一日。

越幾斯。二毫六絲。至三毫九絲。極量。二厘六毫一回。一分四毫。一日。丁幾五滴至十滴。

〔英美學說〕此藥產中國、印度、歐羅巴、及北亞美利加等處。葉與花及子均可入藥。內含一精。即打都仁精。如用其子。須用其成熟者。如用其葉。則新乾均可。如用其花。則用其新乾者。功力勝於其葉。而遜於其子。即此藥在印度古時即用為藥品。而阿剌伯人亦從印度得之。此草全體有大臭。能從遠處分辨之。其全體均有藥性。

〔形色與氣味〕佛茄兒子。其狀如芥子。棕色。或黑色。無臭。打碎則發臭。味苦而淡。其葉如切碎之則更臭。味苦而可憎。

醫治作用 佛茄兒為止痛藥。又為治轉筋藥。又因其能止痛。則能助睡。如腦筋疼。或風濕。無論內外科之用。均能減痛。如發狂之人。服之亦能平心。然用葉而服至三四厘。則必脉略數。頭略昏。遍體發燒。而面與手亦旋發汗。倘服葉而至八九厘。則能令人醉。身略發熱。語多含糊。甚至瞳人散大。作渴作悶。小便發多。大便亦不禁。若服過多。則語言顛倒。恍如沉醉。有患氣喘類病者。將其葉作煙葉燃。吸。以一分至半錢為一次。能頃刻見效。然作煙吸時。亦不可過多。其功用能治咳嗽。胃氣疼。若外用。

能止痛。可作貼膏、油膏用。至鮮藥之鮮此類，與顛茄同例。

阿魏。

波斯國呼為阿虞。蒙古人謂之哈昔泥。元時（飲膳精要）食用以和料。其根淹羊肉甚香。功同阿魏。

《中國學說》

時珍曰：有草木二種。草者出西域，可晒可煎。木者出南番，取其脂汁熬作膏，名阿魏。出三佛齊、暹羅國者，樹不甚高。土人納筒於樹，脂滿其杆。冬月破筒取之。酉陽雜俎云：阿魏木生波斯國及伽闍（天竺國之北）那國，即北天竺也。木長八九尺，皮色青黃，三月生葉似鼠耳，無花實。其枝汁出如飴，久乃堅凝，名阿魏。蘇頌曰：今惟廣州有之，是木膏液滴釀結成，所說亦同。今浙人亦種之，枝葉氣味皆同，但淡薄而無汁膏爾。

氣味：辛平無毒。諺云：黃芩無假，阿魏無真。驗法（劉純詩云阿魏……以臭能止……）：阿魏少許，安熟銅器中一宿，至明沾阿魏處白如銀，永無赤色。又安於柚樹上，樹立乾，便是真者。其色如桃膠，黑者不堪用。其狀黃散者為上。雲南長河中亦有如舶上來者，滋味相似，只無黃色。又名董渠。

主治：殺小蟲，去臭氣，破癥積，下惡氣，除邪鬼蠱毒。療傳尸冷氣，辟瘟治瘧，主霍亂腹痛，禦一切蕈菜毒。解聖濟總錄治痃癖，家散。以阿魏、胭脂、兒茶、蒜肉，膏粘患處。男左女右。

聖惠方治傳尸，阿魏，以獭肝粉，肉飯，每食三次。忌五腥油物。每次十粒，服二十一日。

自死牛羊馬肉諸毒。並消肉積。

扶壽精方治瘧塊，阿魏、五灵脂、五[illegible]、丑末、黃雄、大旦汁丸，忌羊[illegible]。粥

（日本學説）依日本藥局方云。本品鎮痙驅風祛痰，宜用於歇私的里。此外於月經閉止。慢性氣管枝加答兒等。用量每日數回。自六厘五毫一回至二分六厘一日為丸劑散劑。與之灌腸則以七分八厘至一錢三分為二兩六錢之乳劑。

英美亦有用此品製作酒。治婦人血分之病。

桃仁

（中國學説）桃性早花，易植而子繁。入藥當取解核者

中西藥物功用異同　二十一

山桃仁不堪用。桃品甚多，處處有之，易於栽種，且早結實。五年以刀劈其皮，出其脂液，則可多延數年。其花有紅紫白千葉之殊。桃樹生蟲，煮猪頭汁澆之即止。爾雅註：冬桃食之，解勞熱。冬桃一名西王母桃，一名仙人桃，形如苦蔞，表裏徹赤，得霜始熟。桃性本熱，冬令結者，其熱性經霜所壓，故治勞熱。桃仁生用連尖能行血；若取其潤燥活血，宜湯浸去皮尖炒黃色用；或麥麩同炒。雙仁者有毒，不可食。忌与鱉、白朮同服。

氣味：苦平無毒。

【主治】調停瘀血，閉癥瘕邪氣，殺小蟲，止欬逆上氣，消婦人催產。刪繁就簡方。以桃仁一枚。破為兩半。書可出二字。則產可吃。

心下堅硬。傳尸鬼注。血積心腹疼痛。血滯風瘙。皮膚燥癢。結胸寒熱。婦人難產。產後百病。男女陰腫陰痒。小兒聤耳爛瘡。大便閉塞。下部蟲䘌。千金翼方。令人面光潤。用桃仁五合。去皮。以粳米飯漿同研絞汁溫洗極妙。千金方。治人好魘寐。以桃仁熬去皮尖。三七枚。小便冲服。又治小兒聤耳。桃仁炒研綿裹。日日塞之。秘錄方。治小兒爛瘡。初起腫漿似火瘡。桃仁研爛傳之。肘後方。治傳尸鬼注。使人寒熱。淋瀝沉沉默默。不知所苦。無處不惡。累年積月。以致於死。死後復傳傍人。急以

桃仁五十枚研泥水煮四升服之取吐吐不盡三
四日再吐又方桃仁一兩去皮尖杵碎水一升半
煮汁入米作粥空心食之並治上氣咳嗽又治下
部蟲䘌病人齒無色舌上白喜睡憒憒不知痛痒
處或下痢乃下部生蟲食肛也方用桃仁十五枚
苦酒二升鹽一合煮六合服之又治婦人陰痒用
桃仁杵爛綿裹塞之又治産後陰腫杵泥傅之
外台治男子陰腫作痒用桃仁炒香為末酒服每
次約十四枚日二仍擣傅之 海上方治唇乾裂
痛用桃仁和猪脂擣傅 圖經本草千金桃仁煎

治婦人產後百病諸氣。取桃仁一千二百枚，去皮尖雙仁，熬，擣極細，以溫酒一斗半研如麥粥，納小瓶中，麪封入湯中煮一伏時，每服一匙，溫酒加服。日再。

（日本學説）桃仁，為白色扁平尖卵圓形之仁，外被褐衣，且有纖皺，於咳嗽血病，僂麻質斯（関節炎又風氣）等用之，用量五分二厘至一錢五分六厘。豬子氏云：依高橋三郎氏之試驗，桃仁亦如泰西產之苦扁桃仁，含一種糖原質，故可以之為乳劑，則因酦酵素之作用而分解，其際生青酸及糖。桃仁依右之理也。可微（苦扁桃水。以供製造青酸水。（即桃仁水）之用。桃仁有祛痰作用。夙為漢醫所稱道。是即因青酸之効用也。

決明子

（中國學說）本草經列為上品。生龍門川澤。在長安之北。今湖南北人家所種甚多。又名馬蹄決明。莖高三四尺。其葉本小而末大。晝開夜合。兩兩相帖。秋開淡黃花五出。結角如初生細豇豆。長五六寸。角中子數十粒。參差相連。狀如馬蹄。青綠色。又一種草決明。即青葙子。爾雅所謂薢茩也。與此種頗不類。係萋蒿草。

列在下品中。

氣味鹹平無毒。

主治青盲目淫膚赤白膜眼赤淚出。久服益精光輕身。助肝氣。滋腎經。水調末塗腫毒。熁太陽穴理頭痛。作枕治頭風。貼胸心止鼻洪。並解蛇毒。

外台秘要。治積年失明。決明子為末。每食後粥飲服方寸匕。

普濟方。治青盲雀目。決明子一升。地膚子五兩。為末米飲為丸如梧子大。每次以米飲下二十丸。

聖惠方。補肝明目。用決明子一升。蔓菁子二升。以酒五升煮。曝乾為末。每飲服二錢。溫水送下，日二服。醫方摘要治目赤腫痛，決明子炒研，茶調，傅兩太陽穴，乾則易之，一夜即瘥，並療頭風熱痛。奇效良方治癖積延蔓，決明子一兩為末，入水銀輕粉少許，研不見星，擦破上藥立瘥。此東坡家藏方也。

（日本學說）決明子者，日本於享保年中始傳漢種，或以山扁豆為決明子之異名，然山扁豆之子褐色之細豆也，又或名決明曰草決明，以與石決明為區別。然草決明者，青葙子之異名也，此物與草決明同名異物，宜注意。決明子者，於肝臟疾、僂麻質斯、喘息等，可内服之。又為蝮蛇及毒蟲所刺傷時，為外用藥，有偉効云。

用量五分二厘至三錢一分二厘。

白檀香

〔中國學説〕釋氏呼為旃檀，昔人訛為真檀，以為湯沐猶言離垢也。雲南人呼紫檀為勝沉香，即赤檀也。檀香有數種，黄、白、紫之異。白檀出海南，今雲南、廣東、爪哇、暹羅、三佛齊、回回等國皆有之。樹葉似荔枝，皮青色而滑澤。葉廷珪香譜云：皮實而色黄者為黄檀，皮潔而色白者為白檀，皮腐而色紫者為紫檀。其木並堅重清香者，而白檀尤良。以紙封收，則不洩氣。然黃檀較諸檀最香，入藥白檀爲最。

氣味辛溫，無毒。入手太陰、足少陰，通行陽明經。

主治 消風熱腫毒，中惡鬼氣，殺蟲，止心腹痛、霍亂、腎氣痛，散冷氣，引胃氣上升，進飲食。治面生黑子，每夜以漿水洗拭之，令赤，磨汁塗之。又塗外腎痛及腰腎痛處。楞嚴經云：白旃檀塗身，能除一切熱惱。

附 紫檀氣味鹹，微寒，無毒。主治摩塗惡毒風毒，刮末傅金瘡，止血止痛，療淋，醋磨傅一切卒腫。白檀辛溫，氣分之藥也，故能理衛氣而調脾肺，利胸膈。

紫檀鹹寒血分之藥也。故能和營氣而消腫毒。

（日本學說）白檀之主成分為揮發油。於眩暈及疝氣、用之。（白檀油詳利尿劑）

用量五分二厘至一錢五分六厘。一日。

（英美學說）檀香油為丸。以樹膠為衣。治淋濁。

芎藭　又名川芎。胡藭。

（中國學說）芎藭葉名蘼蕪。出胡戎者。名為胡藭。古人因其根節狀如馬銜。謂之馬銜芎藭。其出關中者。呼為京芎。亦曰西芎。出蜀中者為川芎。出天台者為台芎。出江南者為撫芎。皆因地而名也。葉細而香。青黑又赤如藁本。冬夏叢生。五月開花赤色。亦有開碎白花。三四月采根。暴乾。根堅癡。黄黑色。閩中出者。形塊重實。蜀地寒氣少。人多栽種。深秋莖葉亦不萎也。清明後宿根生苗。分其枝横埋之。則節節生根。八月根下始結芎藭。乃可掘取。此為上行專治頭腦諸疾。故有芎藭之名。

氣味辛温無毒。氣厚味薄。浮而升陽也。

全治。中風入腦。頭痛寒痹。筋攣緩急。金瘡。婦人血閉無子。面上遊風。中悪卒急腫痛。腰脚軟弱。半身不遂。胞衣不下。壯筋骨。調百脈。破癥結宿血。養新血。行氣開鬱。潤肝燥。補風虛。瘡腫癰。發背。瘰癧。癭贅。痔瘻瘡邪。長肉排膿。齒根出血。含之多效。並能燥濕止瀉痢。入少陽厥陰經。上行頭目。下行血海。為血中氣藥也。千金治妊娠跌撲舉重損胎。子死腹中。以芎藭為末。酒服方寸匕。須臾一二服。則胎立出。簡便方治風熱頭痛。以川芎藭一錢。茶葉二錢。水一鐘煎。五分。食前熱服。張潔古保命集治風熱上衝頭目運眩。或胸中不利。用川芎槐角各一兩為末。每服三錢。用茶調下。胸中不利。以水煎服。劉河間宣明方。治首風旋運。及偏正頭疼。多汗惡風。胸膈

中西藥物功用異同　二支

痰飲。用川芎一兩。天麻四兩。為末。煉蜜為丸。如彈子大。每嚼一丸。茶清下。朱丹溪越鞠丸。治六鬱。以川芎、蒼朮、神麯、香附、炒黑卮子。共五味。研末。水泛為丸。每服重三錢至四五錢。普濟方。治諸瘡腫痛。川芎煅研。入輕粉。麻油調塗。廣濟方。治齒敗口臭。川芎水煮含之。

附蘼蕪。本經列為上品。氣味辛溫無毒。主治欬逆。定驚氣。辟邪惡。除蠱毒鬼疰。去三蟲。久服通神。並主身中老風。頭中久風。風作。飲止泄瀉。花入面脂用。

（日本學說）其成分為揮發油、蔗糖。

用量七分八厘至二錢零八厘。

龍腦　又名片腦。

（中國學說）時珍曰：龍腦者，因其狀加以貴重之稱也。為白瑩如冰，及作梅花片者最佳，故俗呼為冰片腦。又呼為米片。出南番諸國。相傳云其木高七八丈，大可六七圍，如積年杉木狀，旁生枝，其葉圓而背白，結實如豆蔻，皮有甲錯。香即木中脂也，膏即根下清液，謂之婆律膏。或言以雞毛、相思子同入小瓷罐密收之佳。相感志言以杉木炭養之更良。恭曰：龍腦香以糯米炭。相思子貯之。則不耗。今人多以樟腦亂之。不可不辨也。

氣味辛苦。微寒無毒。

主治　通諸竅。散鬱火。療喉痹。腦痛。鼻瘜。齒痛。傷寒舌出。小兒痘陷。婦人難產。心腹邪氣。風濕積聚。耳聾。目赤。內外障眼。鎮心秘精。入骨。治骨痛。殺蟲。理五痔。

聖惠方。治目赤翳膜。以龍腦雄雀屎各半為末。和人乳汁調成膏。日日點之。　瀕湖集簡方。治風熱喉痹。燈心一錢。黃柏五分。並燒存性。白礬七分。煅過。冰片腦三分。為末。每用一二分吹患處。此陸一峯家傳方也。

集簡方：治鼻中息肉垂下者，用片腦點之自入。

洪邁夷治傷寒舌出過寸者，用梅花片腦半分，爲末摻之自收。

經驗方：治痘瘡狂躁、心煩、氣喘、妄語如見鬼神、瘡色赤未透者，用龍腦一錢細研，以猪心血爲丸芡子大，每服一丸，紫草湯下，少時心神便定，得睡瘡發。痘瘡黑靨，候服之亦妙。

簡便方：治內外痔瘡，用片腦一二分，蔥汁化搽之。

（日本學說）漢醫於食傷、霍亂、中暑、中毒、胸腹痛、咳嗽等用之。

據收亮四郎氏及豬子氏等之試驗云。龍膽有鎮靜或麻痺之効。然因是而生害亦不少。試投龍膽於溫血動物。則反射機能減退。心臟及血管亦漸漸麻痺。因是而血壓大為沈降。終至於死亡。故以龍膽之有害也。寧廢棄之。況其價亦不廉。

用量。自五厘二毫。至一分五厘六毫。

鬧羊花葉　又名羊躑躅。羊不食草。

中國學說所在有之。莖高三四尺。其花五出。蕊瓣皆黃。氣味甚惡。葉似桃葉。花葉不可近眼。多用花。大毒之品。不宜多服。

氣味平温。有大毒。

（主治）賊風在皮膚中淫淫痛。温瘧。惡毒。諸痺。鬼疰蠱毒邪氣。

和劑局方。治中風癱瘓。續傳信方。治風痰流注。腰脚骨痛。手臂作疼。醫學集成。治痛風走注。聖惠方。治風濕痺痛。海上仙方。治風蟲牙痛。

（日本學説）治急性氣管枝炎（新咳嗽）喘息。偏頭痛。胃潰瘍。子宫症。月經痛及各種之疼痛性痙攣。癲狂。比斯的里。（臟躁）等症。

用量一厘三毫至七厘八毫。

（英美學說）鬧羊花。產中國各處。而西國亦產之。高約二尺至五尺。每年換生一次。開花結子後。旋即枯萎。至來年則由新種子發生。該草全身皆具功力。其枝葉花與根及子均可入藥。其葉無論鮮乾均可配膏汁及酒等。其根則必用其乾者。功力較枝葉稍勝。其花則亦用乾者。功力與葉根同而較遜。如配酒可試乾葉之用。至印度人則用其子。此草自古以來。即作藥品。

形色與氣味。鬧羊花之子。有胞衣。衣有多刺。嗅之則令人昏悶。

〔醫治作用〕閙羊花。為止痛藥。安睡藥。與顛茄、佛茄兒同。而其力則稍遜。凡欲平腦筋與治癲。或欲令人安睡。如服鴉片而仍未安睡者。腦之此亂。不至令大渡不適。有如鴉片等之弊。且能治小便頻數。佐瀉劑免肚痠。所以常與汞二綠。或他種瀉藥。或治轉筋藥。合用。如癲狂症。宜用鹽睡劑者。服之有效。然不宜多服久服。如多服久服。必損人叢大。眼花神亂。及頭昏譫。致沈睡而死。服後如覺頭昏。喉渴。目眩。宜暫止勿服。又如氣喘症。以焦葉燃吸作煙。每日三四次。間或獲效。外科用之。能止痛。作搽酒、油膏等劑。如合於沫水

敷痛處。或將其葉作敷膏。凡眼科疾瞳人閉散治。宜
以藥膏（此乃用其手熬之膏）和水外搽。如扭汁點服。
亦能使瞳人散大。與顛茄同。至鮮藥之鋅化毒深。須
用吐劑。或用抽水筒。後服樗檬汁。內外兼用行氣劑。
反藥　革酸類。銀丹。鋁霜。鋇養水。鏀養水。
處方　閙羊花新乾葉一分。粗末。淡酒六分。先用
酒六分浸二天。裝淋筩淋乾。加餘酒漂淋。用絞盤
絞渣。過淋䉶。再加酒仍足八分為度。每服二分六
厘二毫半。至一錢零五厘。晝夜不離。間服至四錢
二分。第宜慎用。（閙羊花酒方）

處方　鬧羊花葉一分細末。豬油四分。同熬煎和作膏。外塗疔毒風濕骨痛甚效。或以此葉蘸酒擦貼。外加布帶纏紮。（鬧羊花油膏方）

處方　鬧羊花根二十分細末。裝沖打淋筩。加哥羅芳。淋足二十分為度。治濕骨痛。腳氣筋痛。（即鬧羊花哥羅芳）

處方　鬧羊花根三十分細末。濃酒二十分。浸四天。裝淋筩淋乾。再加酒濕淋。淋足五十分為度。治濕骨痛。加樟腦一分更妙。（鬧羊花擦酒方）

處方　鬧羊花擦酒八分。鬧羊花哥羅芳一分。和

匀為度。治腦氣筋痛。及風濕痛。（鬧羊花製搽酒

方

用量　以藥作散。每服三厘。至四厘。以子研末。每服一厘。以子熬膏。每服半厘。至一厘。

第二章　興奮劑

刺戟神經系之中樞。及神經系之末梢。使之興奮。其機能者。謂之興奮劑。凡藥之興奮心臟之機。能活潑精神。吸呼等。亢進知覺。去睡眠。感淫慾。奬勵運動者皆屬之。若用其少量。則奏興奮之效。用其大量。則有麻醉之弊。

與奮劑。又謂之行氣藥。亦名補火藥。有數種。雖能刺戰神經。而增數種神經能受其感動。其感動之性極小。有一定之界限。名曰特用行氣藥。他如身軀將死非生炎。無論其為流血。或放泄質頗多。或因呼吸將停。或因暈絕。或因全身俱虛。或因血虛與病色。而其症非由生炎而成者。或因數種大病將畢時。全身之力幾竭。而生命幾滅。用行氣藥。其獲益必多。因能補所竭之神經力故也。如所少之神經力。祇為暫時之事。果能助復其力。則身體之各職分漸能復元也。行氣藥與補藥略同。第服補藥。其身體必由漸而臻於健康。服行氣藥。則氣血可以即時適暢。每日宜服一二次。或每點鐘服一次。行氣藥須屢服方效者。以其藥之發力速。而消散亦速。藥力散後。其人必倦怠。故行氣藥不可常服。如飲酒然。作飲則血液之循環如速。而各臟功用亦覺爽利。久服則不惟無益。且有害焉。

馬錢子　又名番木鼈。

中國輿地說。時珍曰。番木鼈生回回國。今西土諸處皆有之。蔓生。夏開黃花。七八月結實如栝樓。生青熟赤。亦如木鼈。其核小於木鼈。而色白。或云以豆腐制過用之良。能毒狗至死。用仁。
氣味苦寒。有微毒。
（主治）傷寒熱病。咽喉痺痛。消痞塊。並含之嚥汁。或磨水噙嚥。
（日本學說）此葯多産於東印度地方。成分為斯篤利幾尼湼。（士的年精）及有苦味。往昔以其子實毒殺犬。狗若中此毒時。使食豆腐則可解其毒。漢醫於神經興奮葯亦用之。（和漢醫考）
本品因斯篤利幾尼湼之含量不定。故現時醫療不用原品。

用量極量一回為二厘二毫。一日為五厘二毫。
番木鼈丁幾。為健胃劑。於消化不良。慢性加答兒
便秘等用之。又於經久之末梢性麻痺。鉛毒麻痺。
膀胱麻痺等用之。
用量以二滴至十滴。一日可服二三回。極量一分
三厘。一日五分二厘。
番木鼈越幾斯。用量一日二三回。自二毫六絲。至
一厘三毫。為散劑。或丸劑。或溶劑。極量一回一厘
三毫。一日二回。（日本藥局方）
（英美學說）印度等處土人。多取其核以療瘧疾。古時

印度阿剌伯醫士。雖用以入藥。要未洞悉其藥性。後於嘉慶二十三年。有法國名醫。悉心考覈。深知其妙用。即在其核內含之有物。此藥在印度早用為藥品。厥後遂傳於歐羅巴。而阿剌伯人則名此為毒狗藥。

醫治作用

番木鱉。其性最毒。大能感動背脊髓相屬之腦筋。設如全身發癇症。而不累及腦。如癱瘓症。可用腦筋之行氣藥。如風癱。膀胱癱。膀胱口癱。或小便不利。或不能忍溺自遺。服之均效。惟腦部有炎。須去清。方可服。如少服則補。而利小便。服略多乃入肉內之腦筋。令肉筋發力。凡服此藥。始則四肢覺重。漸則軟弱。並覺頑木。若多服則恒翻驚戰亂其方寸。久服則尤覺慄慄顫跳。不能自已。其甚者。肉筋或有抽搐。不能復影。腹熱、如焚。喉忽窄緊。其呑咽。呼吸均覺有所窒礙。由是或頭昏。或眼朦。瞳人縮小。皮覺針刺。惟脉則無甚變動。或覺略快。其功用又能治跳舞風。積滯大小腸。無力等病。至解藥之解此毒者。須先服吐劑。如胆礬（一名藍礬）衣必格等。後服骨炭末。綠養水鴉片等亦可。吸哥羅方伊打。或用菸葉射水並菸葉泡水。

·番木鼈散方。·番木鼈子一分　細末。大黄　製散

六分共研勻為度治飯不消化每服八厘七毫半至二分六厘二毫半

纈草　一名甘松（英美說）又名苦菜（中國說）

（中國學說）治暴熱火瘡赤氣疥瘙除癰疽浮腫結熱風痹毒風破多年凝血能化膿為水產後諸病止腹痛餘疹煩渴催生化癥結去努肉通聹耳療瘡癬丹毒具衄吐血　即敗醬味苦性平無毒

（日本學說）纈草（敗醬）有野生及園生二種以野生者為藥用敗醬與歐洲之纈草相同用為鎮痙解熱藥依下山平田兩氏之實驗云如歐洲產含揮發油及

纈草酸。皆有鎮靜神經之效。故可為鎮痙藥。有惡臭。有興奮性。然反減少反射機。故於癲癇及比私的里（藏燥）內服之。

用量一日數回。五厘二毫。至二分六厘。浸劑為灌腸則一錢三分至二錢六分。

製劑纈草丁幾。一日一回。二十滴至四十滴。

（英美學說）甘松產中國之四川、陝西、歐羅巴等處。此草或自生於野。或有人種植。其根可入藥。酒水均能提出功効。該藥內含有質二種。一為油質。一為酸質。用法取出其根內之油。其色頗青。其味如樟腦。其功力即在是地。此藥古時即用為藥品。產歐羅巴各國之溝渠卑濕處者。其根本並其各小根。俱可入藥。而產於乾草地者。則有一種大香氣。至人種植之甘松。雖亦有香氣。而終不及野生者之大。此草應在秋時採取。晒乾之。如能得其野生之根。在乾泥土中者。則更佳。

形色與氣味。甘松之根色棕黃。自成一種氣息。味苦辣。

（醫治作用）甘松為散性行氣藥。治轉筋藥。如腦筋疾與婦女月經過多作痛。及弱婦遍體不安。或血薄。或心驚或肚疼等。又如嘔吐及肚扭疼，與因胃滯而致心跳，均宜服。又如初患羊癇（此症在老者難治，少者易治），久服之亦可獲效。故其功用能提神，微補平腦解筋。治羊癇風、跳舞風，仿補劑同服，最妙。

甘松煮水方：甘松根二錢，搗爛，清水六兩同煮，分數服。以一日服畢為度，能療治腦筋疼與婦女月經過多作痛等症。

甘松泡水方：甘松根半兩，搗爛，沸汽水二十兩泡一點鐘，濾渣，每服一兩至二兩。

用量：每服三分至六分，研末服之。

樟腦

（中國學說）產漳州台灣等處。狀似龍腦。白色如雪。樟樹煮成凝結成塊。樹之脂膏也。味辛性熱。通關竅利滯氣。治中惡邪氣。霍亂心腹痛。寒濕脚氣。疥癬風瘙齲齒。殺蟲辟蠹。着鞋中去脚氣。樟腦純陽。與焰硝同性。水中生火。其焰益熾。今丹爐及煙火家多用之。辛熱香竄。禀龍火之氣。去濕殺蟲。此其所長。故燒熏衣篋席簟。能避虱虫蛀。

（日本學說）樟腦者。為由樟樹製出之結晶物。夙輸出於泰西。彼國藥局方所採用。西人有稱日本樟腦甚珍重之。其化學上及治療上研究已詳盡無遺矣。

主治用量。依日本藥局方云。樟腦奏興奮刺戟防腐之效。如為刺戟藥。而於僂麻質斯神經痛外用之。如為興奮藥。用於皮下注射。或為防腐性繃帶水間有內用者。每回一分三厘至五分二厘。

〔英美學說〕樟腦原產中國之廣東。而日本台灣等處亦產。係由樟木提出後。經升練而成。樟樹高而大。經冬不凋。其樹無論切碎何處。皆發樟腦香。其木白色異香。中國多用以作箱櫃等物。樟腦之葉與皮均有樟腦之質。以木作片浸甑即能成樟腦。然此猶未淨。

必用法提淨之。樟腦一質其產中國與日本都。為真樟樹西國古人所知之。藥料向東方所取。者以印度為止。由印度而東而南之各國向不知其有樟腦。而阿剌伯人則能知此質。前荷蘭與日本有往來之時。在七年內。運入歐羅巴之樟腦。共三十一萬五百二十磅。間有從噶羅巴運至英國至今西國所用之樟腦。大半出於中國。與日本國。

形色與氣味。樟腦之質脆。其色白。其臭烈。別具一種氣息。味辛。

（醫）治作用。樟腦能行氣。又能治小便熱疼。或閉白濁

惹痛。泄瀉霍亂。宜少服。過服則頭昏困倦。受毒狀。如
風癇。而紫昏迷。小便不通等。急宜解救。其藥性大半
從腦。筋顯出。如服數不過大。能令人舒暢。而減腦筋
之惹。人自得而安靜。初服令腹之肉皮發熱。後則能
入腦而壯腦。加間或發表。雖不至令脈洪數。約服一
二次。即能平腦安身。如食更大之服。能令心之動法
平和。後從皮膚與肺散出。不從溺中而出。蓋此藥能
令脈動加力。令人出汗。如身多着衣服。或困厚被擁
護。則多出汗。而能減發熱之癇。此後能平火安心。如
食其大服。則有盅臟性。或有毒性。尋常困此藥。治腦

筋病。作安肚腹腦筋與止痛藥。如婦女妄言笑病。用之有益。或因腦筋病而發熱。與虛發熱。用之最合宜。若過服則壞人。始則作悶作吐。繼則譫語神昏至死醉而死。務宜慎用。凡熱症炎症忌服。如轉筋病服之最驗。第必須先服涼劑。後服此藥方妙。又如身弱切肢不安。及婦人月經不調。與酒醉過度。均宜服。又如以此藥久搽皮膚細軟處。則為惹性藥。又如以此藥用酒調化。或用油亦可。外搽風濕頗效。若加鴉片酒少許尤佳。又如神昏作悶。嗅樟腦或樟腦酒亦妙。至解藥之解此毒。須先服吐劑。或用抽水節後服行氣蒸。如酒及咖啡精等均可。

樟腦酒方。樟腦一分，濃酒九分，化匀為度，加白糖牛奶同服。每服一分七厘半至五分二厘半。

又方 樟腦三兩二錢，火酒二十七兩七錢二分，和化。每服五滴至三十滴，第此酒多以外搽風濕跌打等症，內服者甚少。

又方 樟腦一分，濃酒十八分，沒藥酒二分，共和匀為度。治新肚瀉。每八厘七毫半，每一刻鐘服一次。

濃樟腦酒方。樟腦四分，濃酒五分，化匀為度，加白樹膠漿和服。或滴於白糖內服之。治新吐瀉。每服三厘半。至五厘二毫半。

樟腦油膏方。樟腦二分。白蜂蠟三分。煉豬油四分。杏仁油三分。共入鐵鍋溶化。調至冷為度。止痛之膏。治風濕背痛。樟腦二兩四錢。橄欖油十兩零八分。橄欖和搽之。

樟腦辣椒搽酒方。樟腦二分。辣椒半分。研末。火酒二十分。共入瓶浸七天。過布去滓。治風濕疼。頭痛。用量每服一厘七毫半。至一分七厘半。加白糖白樹膠作勻水服之。

麝香

中西藥物功用異同

（中國學説）辟惡氣。去三蟲。蠱毒。温瘧。驚癇。久服除邪。不夢（魘）寤。療鬼氣中惡。心腹暴痛。脹急痞滿。風毒。除面（任）䵟。目翳。婦人難產。墮胎。通神。佩服及置枕間。辟惡夢尸疰。又療蛇毒。（梵云莫訶婆伽，亦雅又曰麝父，又曰香麞）

氣味。辛温無毒。

廣利方。治中惡客忤。項強欲死。麝香少許。乳汁塗。醋調亦可。濟生方。治中風不省。麝香研末。入清油十倍。和勻灌之。又治橫坐逆產。勝金散。麝香一分。鹽豉十分。以舊青布褁之。燒紅為末。以秤錘淬酒服二錢。郭稽中云。婦人產難。乃兒枕破而敗血褁子。服勝金散。逐其敗血自生也。續千金方。催生用麝香一分(即錢也)。水研服立下。本事方治死胎不下。用麝香當門子一枚。桂心末二錢。溫酒服。外臺方治痔瘡腫毒。麝香、印鹽等分。塗之。不過三次可愈。

麝肉食之。能治腹中癥瘕。

(日本學說)內服少許。不呈作用。服大量則心悸亢進。精機能過敏。胃部起溫熱之感覺。且被壓迫。又能增多諸腺之分泌。及發汗利尿。甚或頭痛眩暈。宜作興奮劑用。

主治用量。據日本藥局方。為興奮藥。用於衰弱症。

如熱性病之虛脫宜用之
一回自一厘三毫至一分三厘和於白糖或為乳
劑此外為芳香藥

（英美學說）麝香產中國滿洲四川猓玀山谷及西藏
等處蓋麝香一物乃麝鹿陰莖前膜袋所聚之香其
袋近於臍眼取出即為麝香惟麝鹿之壯者有之而
牝者則無此質藥肆中所售之麝香內有異質務宜
細辨麝鹿生於亞細亞之山與西藏各地從雪山起
至天山止又從兩山直至中國之交界處俱有此獸
故麝香多從產大黃之同地而來而有中國麝香俄

羅斯麝香之別。西國常出售之麝香有二種。一為中國者。一為西伯剌者。其上品者。則從中國運來。而中國産麝香之處。必在冷而高山最多之處。如雪山等是。至印度所用之麝香。亦有從中國運來。又西藏交界與印度西北山内。産麝香最多。

形色與氣味。或為粒形。色紅而棕。別具一種大氣息。能達至遠處。並可深入物内。用手撫之。味頗辛苦而可憎。

化法。冷水不化。伊打火酒能化。沸水蛋白。亦能化。

醫治作用。麝香為行氣藥。治轉筋藥。少有睡性。有數種腱筋之病。用此藥最有益。又為壯陽藥。凡肚疼抽筋。作悶作嘔。及乾咳等。服之。均能療治。又如婦人遍體不安。氣虛血弱。頭昏目眩。心跳肚疼。胃不消化。月經不調等症。服之亦能療治。其功用又能補神。治久嗳氣。作勻水。或丸等。服之。

用量每服一分。以衛水調服。每日服二三次。

附麝劵。

西人動物學。謂麝鹿類。無角。體大如山羊。性畏人。慣獨居。惟於秋間聯群而處。互通聲氣。喜食樹木根皮枝葉。後二足長。強於前二足。疾奔如飛。且奔且蹤。上落次有長牙二枚。垂露於外。處進處毛作灰色。毛尖則微黑。或微黃。尾禿無尾。蹄小而有甲。色黑。此獸之所以貴在香囊。囊在臍前。中有香。價昂。如金。產處首推中國。重約一兩六錢。囊中有管。有時香由管出。管中有毛。故香中亦雜毛。囊為硬皮所成。長而圓。中西人以此物作香料。亦充藥料。

胡椒

（中國學說）下氣溫中。去痰除臟腑中風冷。去胃口虛冷氣。宿食不消。霍亂氣逆。心腹卒痛。冷氣上衝。調五臟。壯腎氣。治冷痢。殺一切魚肉鱉蕈毒。暖腸胃。除寒

濕虛脹冷積陰毒牙齒浮熱作痛

時珍曰胡椒今南番諸國及滇南海南諸地皆有之蔓生附樹及作棚引之葉如扁豆山藥輩正月開黃白花結椒纍纍纏藤而生狀如梧桐大亦無核生青熟紅青者更辣四月熟五月采收曝乾用

氣味辛大溫純陽走氣助火昏目發瘡多食損肺令人吐血

日本學說胡椒者無日本產以廣於印度地方者為主用為健胃驅風藥又依藥物學綱要云用於間歇熱有效本品自昔用為香料其成分為揮發油脂肪

澱粉。有機酸。及鹽類等。

用量七厘八毫。至一分三厘。

（英美學說）胡椒產安南。大小呂宋。及印度群島等處。其不可入藥。內含一精。即排傍仁。讀有一種黑胡椒之散。西名黑華撥。此為未熟而作乾之果。初查得胡椒之性情。擬為印度人。緣此樹多產於印度馬拉巴爾海邊相近處。從此處並亞來由瀾。及蘇門答刺等。以達至歐羅巴。如去其黑色之殼。則得白胡椒。為尋常出售之品。且出售之胡椒粉。多含雜質。如麪粉。小粉等物。有一種長[illegible]粒胡椒。西名長粒華撥。在印度之古時。即用為綱品。可以代黑胡椒。

（形色與氣味）胡椒有黑白二種。如種碎之。則發香有熱辛散香味。白者味略淡。

（醫治作用）胡椒為熱性行氣藥。又為辛性香料。常添入食物之內。其用處大半為治他種藥。有吐性其功用。又能祛風開胃暖胃。在直腸及尿管內、發其功力治痔瘡白帶。和桂尼精同服。可治瘧疾。

用量每服八厘七毫半至三分半。

肉荳蔻

（中國學說）花實皆似豆蔻而無核。故名。溫中消食。止洩。治積冷。心腹脹痛。霍亂中惡。邪氣冷疰。嘔沫冷氣。小兒乳癖。調中下氣。開胃解酒毒。消皮外絡。下氣主心腹蟲痛。暖脾固腸。(氣味)辛溫無毒。

普濟方。健胃消食。肉荳蔻二個。半夏薑汁炒五錢。木香二錢半。蒸餅為丸。芥子大。每食後津液下五丸。至十丸。又治霍亂吐利。肉荳蔻為末。薑湯服一錢。

聖惠方。治冷痢腹痛不能食者。肉蔻一兩。去皮醋和麪裹煨。擣末。每服一錢。粥飲調下。

(日本學說)肉荳蔻者。產於東印度地方。其本植物肉實中之子核也。成分為脂肪油。揮發油。澱粉等。乃健胃芳香調味藥也。

（主治）用量。為健胃驅風劑。於消化不良及臌脹等用。一分三厘至二分六厘。然用為香味料者多。

（英美學說）肉荳蔻產英國群島。蘇門答剌。摩鹿加列島等處。係荳蔻樹開花所結之果。去其外殼。而其子可為藥品。西國所用之肉荳蔻。大半從蘇門答剌並南洋產香料之列島運來。尋常運至英國之肉荳蔻已去其殼與衣。其衣與子分開。晒乾。可出售。其核常為浸於鈣養水內。則可免虫食之弊。其形或圓。或略為橢圓。有數種。種肉荳蔻較他種更長。英國收肉荳蔻之穀。其圓者、較長者重六倍。第長者為野生、而圓者為園中所種。至肉荳蔻衣近則不入藥品。

形色與氣味。上等者顏小而重。外面有摺形如網。內為淡紅色。中有更深色之脈紋。其臭香而可愛。味腹微苦。辣亦適口。

醫治作用。肉豆蔻為行氣藥。祛風藥。食大服。則有盛睡之性。又在食物內用為香料。又常用之合於各藥。解他藥之惡味。

用量 每服八厘七毫半。至二分六厘二毫半。

喝藥

（中國學説）邪氣腹痛。除血痹。破堅積寒熱疝瘕。止痛。利小便。益氣。通血脈。緩中。散惡血。利膀胱大小腸。消癰腫。腹痛腰疼。時行寒熱。治臟腑擁氣。緩五臟。補腎氣。療時疾骨熱。婦人血閉不通。女人一切病。胎前産後諸疾。驚狂頭痛。目赤瀉血。止下痢後重。

氣味苦酸微寒無毒。

赤者利小便下氣。白者止痛散血。

頌曰。今處處有之。世之所用。多人家種植。春生紅芽。作叢。莖上三枝五葉。似牡丹而狹長。高一二尺。夏初開花。有紅白紫數種。結子似牡丹子而小。秋時采根用。

（日本學說）芍藥者。漢醫所用以治腹痛之藥也。據豬子氏之和漢藥考云。芍藥有興奮之作用。長井氏曾檢明。其中有安息酸。然更無周到之記載。而豬子氏認此安息酸為芍藥之效分。因謂用安息酸時。可收以芍藥。即肺勞實扶的里。關節僂麻質斯。小兒急性胃腸炎等。均宜用之。

用量七分八厘。至二錢零八厘九。

白芷

（中國學說）治女人漏下赤白。血閉陰腫。寒熱頭風侵目疾生長肌膚潤顏色可作面脂療風邪久渴嘔吐腸滿頭眩目癢可作膏藥並治目赤弩肉去面皯疵瘢補胎漏滑落破宿血壯新血乳癰發背瘰癧腸風痔瘻瘡痍疥癬止痛排膿止心腹血刺痛女人瀝血痛血崩解中風寒熱及肺經風熱頭面皮膚風痹燥癢鼻淵鼻衄齒痛眉稜骨痛大腸風秘小便下血婦人血風眩暈翻胃吐食解砒毒蛇傷刀箭金瘡

氣味辛溫無毒

普濟方烏金散治胎前産後及月經不調虛損崩漏橫生逆産用白芷百草霜為末以沸湯入童便

山根即眉間卧也

同醋調服二錢。丹溪加滑石，以芎歸湯調之。簡便方治鼻衄不止，就以所出血調白芷末，塗山根上。余居士選奇方治腸風下血者，白芷為末，每服二錢，米飲下。直指方痔漏出血，方同上，並煎湯熏洗。衛生簡易方治腫毒熱痛，醋調白芷末傅之。秘傳外科方治乳癰初起，白芷、川貝各二錢，為末，温酒調服。全幼心鑑治小兒丹瘤初發，急以截風散截之，若遊走入腹必死，方用白芷、寒水石為末，生葱汁調塗。

（日本學說）白芷為衛動興奮之藥，即為安傑里加根之一種○氣味亦與之相類○故其成分亦當無大差○此下山氏之生藥學所揭載者也○又藥學士村山長之助氏云○以細剉之白芷根析出安傑里加酸之試驗時○其結果析出無色稜柱狀之結晶○與安傑里加酸相似○有特異香味料樣之佳者○此結晶有弱酸性之反應○自其臭味並結晶形推考之○殆即安傑里加酸然尚須再為試驗也○（藥學雜誌第百九十二號）

用量用為衝動興奮藥時○其量為二分零八毫至一錢零四厘○

蟾蜍

蟾蜍

又名鼁䵷（音戚秋）

（中國學說）治陰蝕疽癘惡瘡溫病發斑奇瘍腫毒破傷風猘犬傷行濕氣殺虫蠱小兒勞瘦疳疾疔腫臍瘡腦疳發背未成者用活蟾蜍一箇破開連肚乘熱合瘡上不久必臭易二三次可愈。

氣味辛涼微毒。蟾酥甘辛溫有毒。發背疔瘡一切惡腫尤良。

治小兒疳積腹大黃瘦骨立頭生瘡結如麥穗。用立秋後大蝦蟇去首足腸以清油塗之陰陽瓦炙熟食之積穢自下連服五六枚一月之後形容改變腹誚黃退。

（日本學說）蟾蜍者古來用於種種疾患謂治內外諸病殺蟲便秘胃病水腫惡性潰瘍有效。日本動物篇中論其醫治。効用甚多。自其皮膚腺分泌之黏液。為白色乳糜樣。有粘着性。其反應為弱酸性。於顯微鏡下照之。見脂肪顆粒。及脂化上皮。其効用全與寶芰多利斯(毛地黄)相同。故欲以蟾蜍供治療之用。宜用其皮膚。而其適症。為血行器病。(和漢藥論)

又吾國人治痈疾。及疔毒惡瘡等。時採取蟾蜍之唾液。與麪粉混合為小餅狀。用之。(和漢藥考)

用量自五厘二毫。至一分五厘六毫。

膃肭臍　又名海狗腎

(中國學說)出東海水中。今登萊州旅順皆有之。狀若鹿形。頭似狗。長尾。有短密淡青白毛。毛上有深黑點。取其外腎。以漢椒樟腦收之。則不壞。治鬼氣尸疰夢交中惡。心腹諸痛。宿血結塊積冷。勞氣腎精衰損。驚狂癇疾。陰痿火力。暖腰膝。助陽氣。大抵與瑣陽蓯蓉之功相似。

氣味鹹大熱無毒。酒浸良。李瀕湖曰。味甘香美大溫。

（英美學說）膃肭臍產中國之北方。北亞美利加。俄羅斯國等處。係海狗臍眼前之小囊與其內所結成之質。海狗之腎與麝香有相似處。古時即以此入藥品。其產北亞美利加者。能以泥與木成窩。便於居住最

盧巧。其產歐羅巴之北者。則不以泥木造窯。而惟掘
地作洞西國尋常出售之海狗腎有二種。一為北亞
美利加運來。一為俄羅斯國所產。如欲分辨之。可將
其一分在純酒十六分而浸之。如變黃色者。即知為
俄羅斯所產。如像深棕色者。即知為北亞美利加所
產。
醫治作用。腽肭臍頗有行氣治轉筋之性。能治數
種腦筋病。與肉筋跳痛等病。過服令人脈數。發熱
火燥。能平脈。治鬱病羊癇風熱症類。悸類病。可配
酒用。

用量每服八厘二毫半至一分七厘半。

一、薄荷油　又名菝蕑（係陳士良食性本草千金方。又名蕃荷）

中國藥說：薄荷處處有之。古方稀用，或與薤作虀食。近世治風寒為要藥。故人家多蒔之。二月宿根生苗。清明前後分之。方莖赤色。其葉對生。初長而頭圓。及長則尖。入藥以蘇產為勝。野生者。莖葉氣味都相似。主治賊風傷寒。發汗。惡氣心腹脹滿。霍亂宿食不消。通利關節。中風失音。傷風頭痛。去風癢癮疹。利咽喉口齒諸病。煎洗漆瘡。塗蜂螫蛇蠍。療小兒風痰。口臭含漱亦良。可製作油。外治頭風面水。

氣味辛溫無毒。相感志云。雨後收取則性涼。

英美學說。薄荷產中國英國美國等處。其油從龍腦薄荷鮮葉按法蒸出之。英美之所產者。與中國所產雖稍不同。而其功力則無異。

形色與氣味。薄荷油之臭香味辣。

化法。純酒皆化。濃酒則一分能化二分。

醫治作用。薄荷油之功用。能行氣祛風。平胃治嘔吐胃痛。肚風絞痛。助瀉劑同服。免其肚痛。至解他藥惡味。亦常用此油。外用能擦頭痛面部腦氣筋痛。

用量每服一厘。滴白糖內吞服。

丁香

（中國學說）雞舌香與丁香同種。花實叢生。二三月開紫白色。七月成實。雄樹為丁香。小如丁子。雌者大如山茱萸核。擊破之。順理而分解為兩片。如雞舌。故名。即母丁香也。溫脾胃。止霍亂。壅脹。風毒諸腫。齒疳骨風槽。下痢。五痔。口中臭氣。冷痛反胃。嘔逆呃噫。虛噦。鬼疰蠱毒。殺蟲。辟惡。壯陽氣。暖腰膝。療腎氣奔豚。陰痛腹痛。小兒吐瀉。痘瘡灰白不發。未達乳頭[illegible]破裂。

氣味辛溫無毒。香氣異常。可入食料。

中西藥物功用異同　五十三

〔日本學説〕丁香者，無日本産，為産于西印度地方等之丁香樹之花蕾，其味俱芳，專於芳香藥用之。本品有制酵防腐之作用，及增進消化之効。依日本藥局方，為健胃驅風劑，主供調香料之用。

用量自七厘八毫至二分六厘，為散劑，或剉劑用之。丁香油為驅風健胃調香料，以一滴至二滴。

〔英美學説〕丁香産中國、印度群島等處，取該樹未放花蕾，可為藥品，内含有油，其功力即在是油，宜用法取出。其樹經冬不凋，尋常出售摘取丁香置無日光處令乾。其乾之果名曰母丁香，以非他國所常用，故多運至

中國出售。

醫治作用。丁香為行氣藥。與去風藥。能治肚風鼓不消化。食物內常以之為香料之用。或能攙食物之嗅。又藥品中用之。能令藥適口。且服此藥。能補益而祛風。宜合他藥同服。或取助別藥功效。如婦人胎前作嘔。服丁香水五錢至一兩。即能止嘔。

處方。丁香二錢。沸水八兩。燙半點鐘。濾淨。如身弱胃不消化。服之最宜。每服一兩。或用丁香油三五滴。冲水服亦妙。丁香泡水方

用量。每服八厘七毫半。至一分七厘半。依他藥服。

蘹香　又名茴香

（中國學説）蘹香產廣西諸省。夏月開花。色黄。結子如麥粒。秋月采實。北人呼為土茴香。又有小茴香。今人多種於園圃。大者為大茴香。自番舶來者。實大如柏實。裂成八瓣。一瓣一核。名曰八角茴香。氣味相同。功力次之。

氣味辛平無毒。得酒良。

主治膀胱及胃間冷氣。乾濕脚氣。癩疝。陰疼。霍亂嘔吐。調中止痛。開胃下氣。補命門不足。並解蛇毒。

（英美學説）土茴香。產中國之甘肅。奥國法國等處。

香藥類。其子可入藥。在古時希臘人已知之。今則歐羅巴各國俱種植之。

醫治作用。能行氣祛風化痰。治肚風。佐瀉藥同服。能免肚疼。

用量每服三分半至五分二厘半。

大茴香產中國之福建廣西及日本日耳曼等處。屬香味類。其子亦可入藥。古時希臘人亦有用之。

形色與氣味。其子似卵形。色綠灰。面少有細毛。其香能遠散而有趣味。辣而微甜。

醫治作用。能行氣祛風。

中西藥物功用匯編 五十五

處方、大茴香一分。研末濃酒五分浸二天。製淋備淋劑。再加酒漂淋足五分。過淋紙為度。治肚疼。每服二分六厘二毫半。至五分二厘半。大茴香酒方

用量每服五分二厘半。至一錢零五厘。

小茴香各國皆產。屬香味類。在歐羅巴南方、各國多植之。作菜蔬。或摻於食物中作美觀。

形色、氣味。小茴香子形色長圓。面凸背平。較土茴香淺茴香稍異。

醫治作用。能行氣祛風。治小兒肚疼。

處方、小茴香二錢一分。至三錢一分半。研末沸水

十六兩。泡一刻鐘。濾渣為度。治小兒肚疼。每服半兩。至二兩。或作射水用亦可。（小茴香泡水方）

用量每服二分六厘二毫半至五分二厘半。

乳香　又名熏陸香。天澤香。摩勒香。

（中國學說）宗奭曰。薰陸木葉類棠梨。南印度界出之謂之西香。南番者更佳。陳承言薰陸是總名。乳是薰陸之乳頭。西出天竺國。南出波斯等。西者色黃。自南者色紫赤。日久重疊即不成乳頭。如松脂楓之狀。質至粘難碾。用時以灯心同研。後去灯心。

氣味辛微溫。無毒。

中西新藥功用異同　五十六

主治風水毒膿，去惡氣伏尸虫，解癮疹癢毒，耳聾，中風口噤不語，婦人血氣諸病，止大腸泄澼，療諸瘡，令內消，能發托裡護心，活血定痛，伸筋，補腎，壯腰膝，安霍亂，理風冷，治不眠，煎膏止痛長肉。傷寒蘊要治陰證呃逆，乳香同硫黃燒烟臭之。朱氏集驗方治風蟲牙痛，用乳香豆許，安孔中燒烟，筯烙化。又方乳香用椒末仝研，化蠟和作丸，塞孔中。聞人規痘疹論，斑豆不快，乳香研細，猪心血和丸，芡子大，每服溫水化一丸。幼幼心書治火丹毒，自兩足起，乳香為末，羊脂調塗。

〔英美學說〕乳香產中國之廣東等處。而印度等處亦產之。係一種樹膠結成。印度產較為貴重。

醫治作用。洋乳香為行氣藥。間有用以治內皮舊疾。尋常用以作膏藥。又用為發香料滅臭之藥。又能止血。

處方 洋乳香二分。伊打一分。共化勻為度。用時以綿花蘸塞牙穴內補牙。 洋乳香伊打方。

用量 每服三分半至七分。大概用以配他藥為丸料。單服者少。

火氣

中西数物功用異同　五十七

（中國學說）火者五行之一。有氣而無質，生殺萬物，神妙無窮。火之用其至矣。太極動而生陽，靜而生陰，陽動而變，陰靜而合，而生水火木金土，各一其性，惟火有二：曰君火，人火也；曰相火，天火也。火內陰而外陽，主乎動者也。故凡動皆屬火。見於天者，出於龍雷則木之氣，出於海則水之氣也。其於人者，寄於肝腎二部。肝木而腎水也。胆者肝之腑，膀胱者腎之腑，心包絡者，腎之配。三焦以焦言，而下焦司肝腎之分，皆陰而下者也。天非此火不能生物，人非此火不能自生。天之火雖出於木，而本乎地。故雷非伏龍，非蟄海，亦

非附於地則不能鳴不能飛不能波也鳴也飛也波也動而為火者也肝腎之陰悉具相火人而同乎天也

主治解凍活血助氣去邪祛風寒濕痹心腹冷痛灸百病殺百蟲癰疽發背瘡瘍不起產後血寒冷精結痛小兒驚風或初生胃寒氣欲絕者均可療之蠱痛筋寒亦可燃焠調和陰陽暢達表裏功用大矣

英美學說凡人身體無疾病時則氣血自然流行而各腑功用亦覺舒暢此無他以其火氣充足即當食

蒸熱燉功用異同　五十八

物消化之後，亦能發出火氣，令身體溫煖，血脈運行，
且天氣和煖，則能助內臟發液，而外皮發汗，汗既發，
而熱自出。至天氣寒冷，在患病虛弱之人，須用火烘
之，則身體覺煖，而血始行，以是知火氣之功，誠不少。
醫治作用，火氣之功用，能行血氣，發汗解熱，以火
氣療症有三法，其一法，用熱氣烘，令病者入小房
內，各處密封，房外即用發火爐，隨以引氣管，搭至
房裏，使之相通，加熱，熱至一百二十度，入在房中，
則面漸熱，脈漸數，而身體自能發汗。其一法，用熱
水薰，先卸去衣服，坐透氣椅上，頸項下以衾圍覆，

旋用盆盛熱水，置椅下薰之。水稍冷時，則以石卵煨紅，投水中，使水之熱氣上騰。如此自可令病人之身體發燒。其一法用熱水之汽，令病者臥榻上，擁被蓋之。其被宜畧架高，由是置一鍋於榻旁，煮水至沸，旋以引氣管由鍋中搭至被中，而熱水之汽遂紛紛透入。如此則凡患病虛弱之體，亦可令其發燒。此法可用以薰全體，薰半身，並可用以薰一手一足。惟視被之蓋多蓋少而定。至雜治通用之法，如久患風濕症，宜以火氣烘之，或用布焙燒鋪之，或炒熱食鹽，裹食鹽而熨之。又如救溺死者，先去其濕衣。易以煖衣。即用火氣烘之。令其身體復煖。庶能療治。又小兒麻疹。或未出齊。或出而復收。宜薰以熱水。而助其出。又如皮膚生鱗。而致污垢。宜先用熱水薰之。後用藥塗。且飲熱茶熱水。或飲甘菊薄荷煮水。均能令血快行。並令小便多。及汗發。一用煖水浴身。約加熱至九十度。或一百度。蓋以煖水浴身。能去污垢。而患處塗藥。而易入。如皮膚症。或生鱗。或結靨。用煖水浸之。則令患處血行。而鱗甲悉去。又如大便乾澁。及患紅痢。宜用水節納煖水射入糞門。又如月經停滯。及患白帶。亦、宜用水節紉緩水射入前陰。一用熱水浸身。紉加熱至一百度或一百一十度。如久患風濕及顛狂等症。宜用熱水浸之。又如肚疼吐瀉與工作疲倦。以及小兒筋搐。均宜用熱水浸足。又如大小便痛。及溺不能出。月經不調等症。宜用熱水浸下身。又如傷風及頭痛。宜用熱水浸足。其浸時則以衾圍身。並飲熱茶。自可發汗。

火酒 又名燒酒

（中國學說）火酒以糯米粳米黍及大麥蒸熟。和麴用器承取滴露而成。色淡如水。味極濃烈。暹羅酒以燒酒復燒，性更純陽，不可合薑蒜同飲，令人生痔。鹽、冷水、綠豆能解其毒。

主治：消冷積寒氣，燥濕痰，開鬱結，止水泄、霍亂、瘧疾、噎膈，心腹冷痛，陰毒欲死，殺蟲，辟瘴，利小便，堅大便，洗赤目腫痛有效。（以白茶花浸燒酒貼之）

時珍曰：燒酒純陽毒物也，與火同性，得火則燃，同乎焰硝。北人四時飲之，南人止暑月飲之。其味辛甘，升陽發散；其氣燥熱，勝濕祛寒。故能開怫鬱而消沉積，通噎膈而散痰飲，治泄瘧而止冷痛也。辛先入肺，和水飲之，則抑使下行，通調水道，而小便燒酒浸花椒。嗽口治風虫齒痛。

長白。熱能爍金耗血。大腸受刑。故令大便燥結。與薑蒜同飲即生痔也。若夫暑月飲之。汗出而膈快身涼。赤目洗之。淚出而腫消赤散。此乃從治之方焉。過飲不節。非所宜也。劉克用病機賦云。有人病赤目。以燒酒入鹽飲之。而痛止腫消。蓋燒酒性走。引鹽通行經絡。使鬱結開而邪熱散。此亦反治劫劑也。

氣味辛甘大熱。有大毒。

〔英美學說〕火酒從五穀釀熟後蒸出。其濃淡不等。配藥宜用濃酒。可將此火酒蒸二三次即成。

形色與氣味。火酒無色。過光。其臭香烈。而味辛辣。

濃者不堪入口。

醫治作用。火酒之功用。提神。其能令人醉。實惟純酒之故。其濃者能溶提藥內功用之質。故利於泡藥。至尋常方劑所用之淡火酒。亦有定率。以火酒與清水各半相和。如驟服濃酒過多。則毒甚。其面忽轉青白色。或發昏。或顛倒。服淡酒後。亦能令脈數。力雄。精神提振。迨酒力過後。則身疲神倦。內臟汁液略少。頓覺舌燥口渴。故凡嗜酒者。其胃恒發熱。難消化食物。甚至肝體發硬。而腦亦壞。所以用火酒者。不可不知其弊也。至欲生物遺體經久不壞。亦可用火酒浸之。

附錄　火酒與水及伊打悉能相合。故與水相和之火酒亦能不變其色。第酒內含水之多少即輕重之所由分。況酒受熱至八十度即沸。水必受熱至一百度始沸。火酒又能化氣升散。其遇火能焚者。係無水之純酒焚時而化為水及炭養。所以於其焚時不作煙煤。焚後亦無灰滓。與油薪等物有別焉。

第三章　解熱劑及清凉劑

凡體溫過於常度。有藥品能解其體溫者。曰解熱藥。

其鮮熱之理。有減退調節體溫之神經中樞之官能者。有減退組織細胞之酸化機及體溫之發生者。有增多體溫之放散者。有減少體溫之發生併增多其放散者。有撲滅發熱原因之有机發酵素者。凡鎮靜血行之亢進減退。體溫及組織之分解輕快。因熱血之作用。致神經中樞之障害者。謂之清涼藥。

冷水

（中國學說）時珍曰。水者坎之象也。其文橫則為三。縱則為出。其體純陰。其用純陽。上則為雨露霜雪。下則為海河泉井。流止寒溫。氣之所鍾既異。甘淡鹹苦。味

銅器傾汗滴入食物中令人生疾汗没洗令从成瘴

之所入不同。是以昔人分別九州水土，以辨人之美惡壽夭。蓋水為萬化之源，土為萬物之母。飲資于水，食資于土。飲食者，人之命脈也，而營衛賴之。故曰水去則營竭，穀去則衛亡。然則水之性味，尤慎疾衛生者之所當潛心也。凡水之為用共四十三種，曰天，曰地。分為二類，綱目所載甚詳，茲不復贅。

主治。晋葛稚川肘後備急方，治傷寒時氣溫病，內有一方云：冷水漬青布以掩之。又類證活人書卷四第五頁，亦有用冷水治傷寒法。

（日本學說）欲冷却身體中之一部，以防炎症，又能去疼痛者，謂之冷罨法。有冷水罨法、冰罨法二種。又有冷水纏包法，及冷水擦法等。英美學説以冷水療治各症，功效亦大。如以冷水浴身，始覺凉，後覺熱，可知其能行氣血。又如鎗傷刀傷等症，以濕布敷之，則可免其積血發炎。又如扭傷骨鉸，宜用冷水浸二三點鐘，並以濕布敷之。又如跌打損傷，宜以布蘸冷水敷之，可散血止痛。又如腸内熱痛，宜用布帶蘸水纏之，外加乾布擁護。以冷水療治大熱症，有三法：其一以冷水淋身，其二以冷水抹身，此法隨時可用，其三以衾蘸冷水覆蓋全身，外加衣被護衛。此法須於發熱時用之。令冷氣漸透入臟腑。歷一二點鐘。並飲冷水少許。庶能散血退熱。以上數法。均宜須換冷水。則見效自易。其功用又能平脈。凡患熱症皆可飲之。外用能止血消炎退熱。

冰水

中國學說。時珍曰。冰者太陰之精。水極似土。變柔為剛。所謂物極反兼化也。周禮凌人掌冰。以供祭祀賓客。藏器曰。夏暑盛熱食冰。應與氣候相反。便非宜人。誠恐入腹。冷熱相激。却致諸疾也。食譜云。凡夏用冰。止可隱映飲食。令氣涼爾。不可食之。雖當暫快。久皆成疾也。

氣味甘冷無毒。

主治去熱煩。消暑毒。解渴清心。療傷寒陽毒。熱盛昏迷者。以冰一塊置於膻中。亦解燒酒毒。

英美學說以冰水療治各症。功效甚大。如人周身發熱。以布蘸冰水擦之。則其熱可畧散。又如頭腦積血作痛。及身上或有腫瘍痛。以布蘸冰水敷。則可散血止痛消腫。又如被湯火所傷。以布蘸冰水敷之。亦有效。第此病必須久敷。及頻換冰水。又如胃及腸發炎。宜飲冰水。並用水節納水。以射入肛門。又如凡遇割症。

須於未割前。以冰置割處片時。庶割時可略減其痛。又如婦人月經過多。宜用冰水一盤。以板橫搭令坐其上。使冷氣透入。而經水即能自止。以上各症。均宜以冰水療治。惟臟腑發炎則不宜用。其功用又能平脈。治咽喉類疾。嘔吐不止。外用能止血消炎。治腦類病。裝象皮袋用。或豬尿脬亦可。

硝石 又名焰消。火消。

（中國學說）時珍曰。生消石。諸鹵地皆產之。而河北慶陽諸縣。及蜀中尤多。秋冬間遍地生白。掃取煎煉而成。貨者苟且多不潔淨。須再以水煎化。傾盆中一夜結成。澄在下者。狀如朴硝。又名生消。謂煉過生出之消也。結在上者。或有鋒芒如芒硝。或有稜角如馬牙硝。故消名亦有芒硝牙消之名。與朴硝之芒牙同稱

主治五臟積熱。胃脹蓄結。傷寒腹熱。煩滿消渴。破血散堅。淋疾黑疸。心腸㽲痛。赤眼頭痛。牙疼瘰癧蝕瘡。利水除邪。治風熱癲癇。小兒驚風。痰癖。頭眩肺壅耳聾。口瘡喉痹。咽塞牙腫。制服草木。柔潤五金。能化七十二種石。

氣味苦寒無毒。

（日本學說）依日本藥局方云。為消炎藥。於肺炎肋膜

炎。心內外膜炎。急性關節炎。用之為利尿藥。於諸般之水腫。與濟美答利斯配用。一日三回。自七厘八釐。煮三分九厘。為水散服之。腸胃炎。及衰弱者(往時煮腎炎。宜禁忌。

燃劑。　硝石紙者。取硝酸加倔謨一分。溶解於蒸餾水五分。以白色濾紙。浸於其中。微溫使乾燥之。即成。其主治為喘息發作時。投其一紙片於磁器。使焚燒。吸入其煙。

常山　又名恒山。

(中國學說)傷寒寒熱。熱發溫瘧。鬼毒。胸中痰結。吐逆

中西藥物學講義　六十六

並治傾下癥瘕。生蜀漢中。今陜西、淮、浙、湖南亦有之。蜀漆即其苗也。辛平有毒。主治瘧及欬逆寒熱、腹中癥堅痞結、積聚邪氣、蠱毒。常山氣味苦寒有毒。老人及虛弱者忌用。爲其性暴悍。善驅逐。能傷真氣耳。

治三陰瘧方
用當歸、牛膝
淡浮水浸皮
露宿一天，向東
服須取半

沴音厲
不正之氣也

（日本學說）常山者，用於間歇熱。（即瘧疾）
用量七分八釐。至二錢叁八釐。

蒼朮　又名山精。　赤朮。　仙朮。

（中國學說）風寒濕痹。死肌痙疸。作煎餌。久服不飢。主頭痛。消痰水。逐皮間風水結腫。除心下急滿。及霍亂吐下不止。暖胃消穀。嗜食。除惡風。弭灾沴。主太風痹痺。心腹脹痛。水腫脹滿。除寒熱。止嘔逆。下泄冷痢。治筋骨軟弱。痃癖氣塊。婦人冷氣癥瘕。山嵐瘴氣。溫疾。除濕發汗。健胃安脾。治痿要藥。散風解鬱。除飲化痰。及挾瘀血成窠囊。脾濕下流。濁瀝帶下。滑瀉腸風。氣味苦溫無毒。古方及本經止言朮。未分蒼白二種。只緣陶隱居言朮有兩種。自此人多貴白者。

氣味。赤朮甘而辛烈。性溫而燥。白朮甘而微苦。性溫而和。元素曰。蒼朮與白朮主治同。但比白朮氣重而體沈。若除上濕發汗。功用最大。若補中焦。除脾胃濕。力少不如白朮。白朮且能止汗。白朮味厚

一製蒼朮散
一朮朮二斤分四份
一份米泔浸二日炒
又一份醋浸二日炒
又一份生薑半斤炒黄去薑
又一份小茴香四兩炒黄去小茴
又一份大茴香四兩炒黄去大茴
又一份桑椹汁浸一日炒
共為末每三錢
空腹溫服

六十七

氣薄，陽中陰也。赤朮味重氣烈，陰中陽也。均忌桃李菘菜雀肉青魚。得人乳米泔漂浸良。

（日本學說）從來漢醫以為有強壯健胃發汗等之效。與其他之藥品配用。概之可除濕氣。藥名有蒼朮白朮之區別（嫩根曰白朮，老根曰蒼朮）據松村任三氏之說。云凡曰蒼朮。曰白朮。曰唐種。曰漢種者。皆為蒼朮。非異種也。（植物學雜誌第四卷三五頁）蒼朮之成分。由下山及平野兩氏之試驗。析出無色長針狀存亮輝之結晶。

蒼白朮之効能相同。於利尿解熱等用之。

用量七分二釐六毫至二錢零八釐。

茈胡　又地薰。芸蒿。山菜。茹草。

（中國學說）茈有柴紫二音。茈薑、茈草之茈皆音紫，茈胡之茈音柴。茈胡生山中，嫩則可茹，老則采而為柴，故苗有芸蒿、山菜、茹草之名，而根名柴胡也。今關陝間近道皆有之，以銀州者為勝。二月生苗甚香，莖青紫堅硬，微有細線，葉似竹葉而稍緊小，亦有似麥冬葉而短者。七月開黃花，根淡赤色，似前胡而强。生丹州者結青子，其根似蘆頭，有赤毛如鼠尾，獨窠長者好。北地所産亦如前胡而軟，入藥亦良。南産不似前胡正如葛根強硬不堪用。近時有一種根似白色桔梗沙參之類。而市人偽充銀茈胡。殊無氣味。不可不辨。

主治心腹腸胃中結氣。飲食積聚。寒熱邪氣。推陳致新。明目益精。除傷寒心下煩熱諸痰。熱結水脹。及溼痺拘攣。可作湯浴。療熱勞骨節煩疼。熱氣肩背痛。勞瘦驚悸。消痰止嗽。潤心肺。理健忘。除虛勞。散肌熱潮熱。及往來寒熱。膽癉。婦人胎前產後諸痰。心下痞。胸脅悶。平肝膽三焦包絡相火。及頭痛眩暈。目昏赤痛。障翳耳聾。諸瘧。及肥氣寒熱。婦人熱入血室。經水不調。小兒痘疹餘熱。五疳羸熱。

氣味苦平無毒。

（日本學說）依豬於民之和漢藥論云：柴胡者在泰西往時亦供治療之用。然奏効不確實，故廢棄之。不知含有何等効分。

用量從來為解熱及利尿劑。用五分二釐至一錢五分六釐。

荊芥　本經名假蘇。又名鼠蓂。

（中國學說）假蘇生漢中川澤。今處處有之。古方稀用。近世醫家奉為要藥。並取花實成穗者曝乾入藥。又有胡荊芥。俗呼新羅荊芥。又有石荊芥。生山石間。體性相近。入藥亦同。

主治寒熱鼠瘻瘰癧生瘡。破結聚氣。下瘀血。除濕疸。入血分去冷風。出汗和血。中風喎斜。遍身瘴痺。背脊痠疼。頭旋頭散。痛風熱。清頭目利咽喉消瘡腫。丈夫腳氣。及陰陽毒傷寒。婦人血病。及瘡疥產後中風。身强。消食下氣。醒酒益脾。

氣味辛溫無毒。

華陀愈風散治婦人產後中風口噤。手足瘈瘲如角弓。或產後血運。不省人事。四肢强直用荊芥穗子微焙。為末。每三錢豆淋酒調服。或童便沖服之。

口噤則挑齒灌之。不嚥則灌入鼻中。其效如神。大抵產後太脫則汗出。而腠理疎。則易於中風也。此方諸書甚稱其妙。姚僧坦集驗方。以酒服名如意散。云藥下可立待應效。陳氏一方名舉卿古拜散。蕭存敬方用古老錢煎湯服。戴原禮金。王貺指迷方。加當歸等分。水煎服。戴原禮證治要訣名獨行散。賈似道悅生隨抄。呼為再生丹。

（英美學說）荊芥之種類。各國大畧相同。其梗葉無論鮮乾。均可入藥。

醫治作用。其功用能作補劑。解熱發汗收斂。

處方。荆芥半兩。沸滾水十六兩。瓶內有蓋密封。浸半點鐘。濾渣。為度。每服二兩。至三兩。〔荆芥泡水造〕

黄芩 又名腐腸。條芩。

〔中國藥學大辭典〕黄芩産川蜀陜西近郡皆有之。苗長尺餘。莖幹粗如筯。高尺許。葉細長青色。兩兩相對。六月開紫花。根如知母。粗細長四五寸。二八月采根。暴乾用。

主治諸熱黄疸。腸澼泄痢。逐水下血閉。惡瘡疽蝕、火瘍。療痰熱。胃熱。小腹絞痛。熱毒骨蒸。往來寒熱。瀉肺火上逆。目中腫赤。消穀。利腸。破擁氣。化五淋。去關節煩悶。解天行熱疾。主丁瘡乳癰發背。排膿。

散。安胎，退火，濕熱頭痛，肺痿，喉腥，諸失血用之亦良。並治女子血閉，小兒腹痛。丹溪《纂要》：三補丸，治上焦積熱，瀉肺火。黃芩、黃連、黃蘗等分，為末，蒸餅丸，梧子大，每服白湯下二三十丸。又清金丸，治肺中有火。用黃芩炒，為末，水丸梧子大，每服二十丸，白湯下。潔古家珍：治眉眶作痛，風熱挾痰。黃芩酒浸、白芷等分，為末，每服二錢，茶調下。千金方：治血淋熱痛。黃芩一兩，水煎熱服。本草方。治崩中下血。黃芩為末，每服一錢，霹靂酒下。許學士云：崩中多用止血及補血藥，此方乃治陽乘於陰。所謂天暑地热，經水沸溢者也。

氣味苦平無毒，可升可降，氣寒味微苦而有甘味。陰中微陽藥也。得酒上行，得胆汁除肝火，得柴胡退寒热，得芍药治下痢，得桑皮瀉肺火，得白术安胎。得連朴止腹痛，得黄芪、白蘞、赤小豆療鼠瘘。得五味、牡蛎、養肝腎生精。

（日本學說）黄芩漢醫頗珍重之，稱為清凉解热利尿之效。豬子氏因於漢醫珍重黄芩，若於不明其理由，高橋學士發見一種結晶性物質，然於治療上無特殊之作用。黄芩果為有效與否，暫時尚為一疑問。

濶而已。（中外醫事新報。和漢藥論）

和漢藥者，用為清涼解熱藥，用量五分二厘至一錢五分六厘。

藜蘆　又名憨葱　鹿葱。

（中國醫學說）黑色曰藜，其蘆有黑皮裹之，故名。其際似葱，俗名葱管藜蘆。北人謂之憨葱，南人謂之鹿葱。三月生苗，葉似初出椶心，又似車前，莖似葱白，青紫色，高五六寸，上有黑皮裹。塵生太山山谷。今陕西州郡皆有之。有一種水藜蘆，莖葉大同，只是生在近水溪澗石上。凡采得去頭，用糯米泔汁煮之，從巳至未，晒乾用服之吐不止者，以葱白煎湯飲之即止。為藜蘆最畏葱白也。　氣味辛寒有毒。

主治蠱毒，欬逆，洩痢，腸澼，頭瘍，疥瘙，惡瘡，喉痹，鼻中瘜肉，馬刀，爛瘡，殺蟲毒，去死肌，除積年膿血，吐上膈風痰，噦逆，風癇。時珍曰：噦逆用吐藥，亦反胃用吐法去痰積之義。吐藥不一，常山吐瘧痰，瓜丁吐熱痰，烏附尖吐濕痰，萊菔子吐氣痰，藜蘆則吐風痰者也。

〔日本學說〕漢醫用為清京解熱藥，其用量自二厘六毫至五厘二毫。豬子氏曰：藜蘆雖為吐藥，所含之質

類似鹽基。其性極劇烈。故不適於吐劑。亦非治療上必用之品。（中外醫事新報）

白藜蘆

（英美學說）白藜蘆產中國歐羅巴南方等處。高約三尺至四尺。其根可為藥品。根內含有霜。西醫所謂匪韓地了者即此物。用法取出其霜甚毒。故醫士鮮用之。英國藥肆中常出售之。白藜蘆多從日耳曼國運來者。

形色與氣味。根如指大。色白。嗅之令人掩鼻。惟乾者無臭味。初嘗覺少甜。後最苦而辛。則掩甜味。

醫治作用。為平腦藥。平脈藥。又為惹胃毒藥。研末服之。則吐瀉。前時用為引水瀉藥。又用以治痛風。今用此藥殺皮膚毛髮內之蟲。間用之為取嚏藥。其用法將此藥一二厘。合於小粉。或白芷粉嗅之。其功用能去火除煩。與青藜蘆同。或以配酒亦可。

處方白藜蘆根八兩。切碎。白蘭葡酒二斤。浸七天。濾渣為度。每服十滴。每日服三次。合於鴉片酒少許服之。此為吐藥。瀉藥。寧睡藥。間有痛風與風濕病用之。（白藜蘆酒方）

用量每一厘。須分四十服。

青藜蘆

英美學說。青藜蘆產中國。北亞美利加。及加拿大等處。此草所產之處。為卑濕地。或河邊。高約三尺至六尺。形狀與白藜蘆同。惟白藜蘆則產於岡陵。此為青藜蘆與白藜蘆之不同處。其根可為藥品。

形色與氣味。根厚而軟。上半似有切斷形。下半厚而多白色。小根。味苦而辛。嗅之。令人噴嚏。

醫治作用。食大服則必嘔吐大作。間有服後作瀉。其平脈甚速。服少許。俟兩點鐘。再服。可使脈弦數轉為遲緩。如痛風。風濕。或腦氣筋痛。可用最小之服。又如心肌肉生瘤。跳動遍常有如。服之可減緩暑安。備心房門有壞。則不宜服。又如心跳症。或因飲濃咖啡。或因吸生熟烟而致者。服之可止。又如臟部肺肝各臓腑積血多。其未發炎之先服之。可以免其發炎。亦可佐別法以散其積血。既發炎則不宜服。又如跳血囊宜用此藥以減少心力跳動。如兼以外治法療治之。其外治法。須按定患在何處。用綿綁紮。或用拇指攝緊。或夾束以壓止之。若此則可以令血囊內之血。易於凝結。而漸就見效。又如以此藥搽皮膚。則立見紅熱。嗅其霧。能令人噴嚏。

不休。其功用能去火除煩，生津液，平脈緩氣，治酒風腳。倘誤服此藥過多，可服鴉片、火酒等解之。處方：青藜蘆四分細末，濃酒二十分。先用酒十五分浸二天，間時搖動，裝淋瀝淋乾，加餘酒漂淋用絞盤絞渣，過淋綿，再加酒仍足二十分為度。如服至作嘔，或服至寸脈已緩，宜停止勿服。至放血或瀉劑，欲減輕其熱，脈急迫之患，此藥皆足以佐之。每服八厘七毫半至三分半。（青藜蘆酒方）用量：每服七厘至一分半厘，多服則發暈無加。不可妄用。研末或配酒用。

附錄　青藜蘆不可用為吐劑。以其藥性過烈，吐後必憊殷不堪。

第四章　驅蟲藥

驅除寄生於腸內及皮膚之蟲類之藥品，謂之驅蟲藥。有驅除絛蟲、圓蟲、皮膚蟲三種之别。

百部

（中國學說）其根多者百十連屬，如部伍然，故以名之。

主治欬嗽上氣，火炙酒漬飲之，肺熱能潤，理傳尸骨蒸勞熱，殺蚘蟲、寸白、蟯蟲，疥癬及蟲蛟之毒，除一切樹木生蟲，燼之即死。

氣味甘微溫無毒。

（日本學說）猪子氏之和漢藥論云、百部者治咳嗽、又殺皮膚之蟲、有小野蘭山氏者著百部根於動物寄生有効之說、猪子氏曰、東京醫事新誌取細挫百部根一錢零四釐至五錢二分、以水煎出之、取其濃厚煎汁、以洗滌患部、頭風、陰風、疥癬等即愈。氏於化學試驗上、聰明一種亞爾加魯一度、其性易溶於水、亞爾個保爾、及奇羅仿謨、注射於動物、則呼吸緩慢、然對於寄生蟲、若無特殊之作用、氏以為此藥之鹽基、對於呼吸之作用、盖在減退呼吸中樞之興奮性。則其治呼吸困難。咳嗽等均有效。

用百部治咳嗽及殺皮膚之寄生蟲。五分二釐至

一錢五分六釐。

使君子 又名留求子

（中國學說）出交廣等州。山野中及水岸。其莖作藤。如手指大。其葉如兩指頭。長二寸。三月生花。淡紅色。久乃深紅。有五瓣。七八月結子。如拇指大。長一寸許。大類卮子。而有五棱。其殼青黑色。內有仁白色。七月采之。今閩之紹武。蜀之眉州。皆有種之。亦易生長。氣味甘溫。無毒。凡殺蟲藥多是苦辛。惟使君子。榧子。甘而

殺蟲。亦異也。久則油變黑。惡不堪入藥。

主治小兒五疳。小便白濁。殺蟲。療瀉痢。健胃。除虛熱。並理瘡癬。

儒門事親。治小兒脾疳。用使君子蘆薈等分為末。米飲調服一錢。全幼心鑑。治小兒蛔痛。以使君子仁為末。米飲五更調服一錢。蛔痛者口多流涎。簡便方。治兒虛腫。頭面陰囊俱浮。用使君子一兩去殼。蜜五錢炙盡。為末。每食後米湯服一錢。集簡方。治蟲牙痛。使君子煎湯頻漱。醫方集解。有化蟲丸。治腸胃諸蟲為患。脾胃之中無物不容。所以變生諸蟲者，皆緣正氣虛弱，或誤食生蟲之物，或溫熱久蘊而成。亦猶物必先腐而後虫生之義也。世方用鶴虱、胡粉（炒）、苦楝根（取東引未出日者）、檳榔各一兩，蕪荑、使君子五錢，枯礬二錢五分，為末，酒煮麩糊作丸，量人大小服之，一歲兒可服五分。

（日本學說）依藥學雜誌第十二號云：使君子於小兒一切蟲痛症用之有效，然在歐洲注意於此藥者，蓋寡。近時有學士著印度殺蟲藥說，論其功用，初知其効能之顯著。

漢醫從來用為驅蟲藥。

〔英〕英學說：使君子，產中國之福建、廣東、四川、等處，而安南亦產之，其原產地在海南交趾，其子可為藥品，

醫治作用：使君子之功用，能驅蟲，中國多用之，

用量：每服用四五粒，打碎取仁，加蜂蜜調勻，空心服之。

檳榔子　又名賓門，仁頻，洗瘴丹。

〔中國學說〕檳榔生南海，有數種，出交州者，形小味甘，廣州以南者，形大味澀，又有大者，名豬檳榔，皆可作藥，小者，名蒳子，俗呼為檳榔孫，亦可食，今南番檳榔真，新功效，多種之，其樹高五七丈，正直無枝，皮似青

滌臟腑功用彙同

十八

桐，節似桂枝，葉生木顛，如芭蕉葉，其實作房，從葉中出，皆有刺，若棘針，重疊其下，一房數百寔，如雞子狀，皆有皮殼，其寔春生至夏乃熟，肉滿殼中，色正白，剝去其皮，煮其肉而乾之，皮皆筋絲，與大腹皮同也，主治消穀逐水，除痰澼，殺三蟲，伏尸，寸白，腹脹，生擣末服，利水穀道，傅瘡生肌肉，止痛，燒灰傅口吻白瘡，宣暢臟腑，壅滯，破胃中氣，消水腫，脚氣，消食積聚，除一切風，通關節，健脾胃，化癥結，調中氣，主賁豚，膀胱諸氣，及衝脉為病，氣逆喘促，痰濕阻滯，霍亂裏急後重，腹痛，心疼，瘴諸瘧，攣瘴癘，氣味辛甘微苦澀。性温無毒。
龐安時傷寒論。治傷寒結胸。已經汗下後者。用檳
榔二兩。酒二盞。煎一盞。分二服。並治蚘厥腹痛。直
指方。治心脾作痛。用雞心檳榔。高良姜各一錢五
分。陳米百粒。同以水煎服之。外臺秘要。治脚氣脹
滿。非冷非熱。用檳榔仁爲末。以檳榔殼煎汁。或茶
飲蘇蘇湯。或豉汁調服二錢。廣利方。治脚氣衝心悶
亂不識人。用檳榔小者十二枚。爲末。分二服。空心
暖小便五合調下。日二服。或入姜汁温酒服。千金
方。治寸白蟲病。檳榔二七枚爲末。先以水二升半。

煮檳榔皮。取一兩。空心調末服方寸匕。經日蟲盡出。末盡再服。聖惠方。治小兒頭瘡。水磨檳榔。晒取粉和生油塗之。

(日本學說)近時獨逸氏分析本藥。檢明三種鹽基。而其性狀不明。三種中依獨逸氏之試驗云。其作用與石榴根皮之成分相髣髴。驅蟲劑之用量。椰子末或其流動越幾斯一錢零四釐至一錢五分六釐止。一回內服。(豬子氏和漢藥論)蓋檳榔子者。乃驅除絛蟲之藥也。

(英美學說)檳榔子和產中國之交州、廣州、愛州等處。而印度國亦產之。樹高約五丈。至七丈。九丈不等。取該樹之子。可為藥品。

醫治作用。檳榔子之功用。能收斂。驅蟲。治腹內蛔蟲。外用能燒成炭研末。以作刷牙散。每服半兩至一兩。

苦楝子　又名金鈴子

（中國學說）楝有雌雄兩種。雄者無子。根赤有毒。服之使人吐不能止。時有至死者。雌者有子。根白微毒。入藥當用雌者。川產為雌。木高丈餘。葉密如槐而長。三四月開花。紅紫色。芬香滿庭。實如彈丸。生青熟黃。十二月采。根采無時。
主治溫病傷寒。大熱狂煩。殺三蟲疥瘍。利小便水道。止上下部腹痛。療諸疝蟲痔。
氣味苦寒有小毒。去核用。亦有單用核者。
潔古活法機要。治熱厥心痛。或發或止。身熱足寒。久不愈者。先灸太溪崑崙。引熱下行。內服金鈴散。用金鈴子延胡索各一兩為末。每服三錢。溫酒下。
(日本學說)其味極苦。俗用為殺蠅藥。據近年下山平野氏之實驗云。含苦味之素甚少。亦為括矢亞之有效成分。故黃楝樹亦如括矢亞。用為苦味劑。(健胃劑)

據現今藥物治療學之理論云。凡苦味藥。能使胃腸壁內之白血球增殖。且興奮蠕動。以催食物之吸收。（中外醫事新報豬子氏之如漢藥論）

黃楝煎汁有殺蟲之效。而於人體無害。若為健胃藥之用量。一日可用數回。一分三厘。至五分二厘。但每回量。僅可服五厘二毫至二分六厘。

（英美學說）苦楝子。即楝樹所結之子。該樹開紅紫色之花。結實與小鈴相似。其生時色青。比熟時則呈黃色。故又名金鈴子。可為藥品。

形色與氣味。色黃味苦。

醫治作用。苦楝子之功用。能作補劑驅蟲。

處方　苦楝子一分。搗爛。濃酒八分。先用酒六分浸二天。裝淋桶淋乾。再加餘酒漂淋。仍足八分為度。每服五分二厘半。至二錢一分。（苦楝子酒方）

楝根皮

（中國學說）取楝根木皮。惟指入服。每一兩可入糯米五十粒同煎殺毒。若瀉者。以冷粥止之。不瀉以熱葱粥發之。

肘後方。治口中瘻瘡。取東行楝根皮細剉。水煮濃汁。日日含漱。吐去勿嚥。集簡方。治小兒蚘蟲。用根皮，同雞蛋煮熟，空心食之，次日蟲下。斗門方：用藥末。米飲服二錢。奇効方：治疥瘡風蟲，楝根皮、皂角去皮子等分為末，豬脂調塗。花鋪席下殺蚤。

氣味苦微寒，有小毒。

（英美學說）楝根皮產中國、印度、歐羅巴，及亞美利加等處。該樹高約三丈。取該樹根皮，無論鮮乾均可入藥。

形色與氣味，苦寒而有微毒。

醫治作用，楝根皮為收斂藥，驅蟲藥。惟不宜過服。過服則或頭暈目眩。及筋微抽。務宜慎用。

處方 鮮楝根皮二兩。水二十兩。入鍋熬至十兩為

度。如小兒腹內生蟲。宜服一酒杯。每三點鐘服一次。服至作悶。嘔瀉為度。如此方見功效。（楝根皮煮水方）

處方　楝根皮二兩半。搗爛淡酒一斤。納有蓋器內。浸七天。間時搖動。絞渣過淋紙。再加酒仍足一斤為度。作補劑。每服五分至二錢。驅蟲每服二錢至四錢。（楝根皮酒方）

用量　每服三分。晒乾研末服之。

石榴根皮

（中國學說）石榴半生西域。今處處有之。木不甚高大枝柯附幹自地便生。作叢。種之極易。花黃白紅三種。單葉者結實。千葉者不結實。宏景曰。石榴有甜酢二種。醫家惟用酢者之根殼。榴子乃服食者所忌。實有甜酸苦三種。抱朴子言苦者出積石山。即一種山石榴也。形相類而絕小。不作房。不入藥用。

主治上下痢漏精。筋骨風濕。腰脚不遂。行步攣急。便血脫肛。崩中帶下。取汁點目收淚。煎服下蚘蟲。肘後方。治赤白痢。用石榴皮燒存性為末。米飲下。日三服。孫真人方。治糞前有血。令人面黃。用酢石榴皮。炙研末。每服二錢。用茄子枝煎湯服。

氣味酸澀溫無毒有一種味帶甘酸。性同。多食損人齒。

（英美學說）石榴根皮。即石榴樹根之皮。產中國歐羅巴及小亞細亞等處。取皮乾之。可入藥。內含一精。即皮需鞣精。第用該樹根之皮。須將其外皮剝去。用其內層白淨之皮。此根皮。古人常用以驅蟲。今印度國人則仍用為驅蟲藥。英國醫士。布該南與安特生。均遵古法用之。其尋常出售之石榴根皮。則係歐羅巴南方各國所產。

形色與氣味。石榴根皮之色。略帶灰黃。味苦而澀。

醫治作用。石榴根皮為收歛藥。又為驅蟲藥。其功用並能驅扁蟲。

處方。石榴根皮二兩。搗爛。沸水一斤半。浸一天。入鍋熬至十八兩。濾渣為度。分三次服。每半點鐘服一次。驅扁蟲服藥。前一日須先服蓖麻油。以令瀉後。禁食一、。服之有效。

處方。石榴根皮一分。切片。汽水二十分。入鍋熬至十分。濾渣為度。每服二兩至四兩。（石榴根皮煮水方）

處方。石榴根皮一兩六錢。清水一斤半。先將石榴根皮浸一天。次用慢火煎沸。以煎去該水一半為度。濾渣。如大人遇生蟲症。每服此藥水一茶杯。每一二點鐘服一次。服後如覺作悶。或嘔或瀉。方見功效。若猶未瀉。仍須再服。庶能獲驗。

臭樗根皮　又名臭椿根白皮

（中國學說）椿樗二樹。形相似。但樗木疏。椿木實。香者名椿。臭者名樗。椿無花。而木身大。樗有花莢。而木身小。椿葉可噉。樗用根白皮及莢葉。南北皆有之。

主治疳蟲。去口鼻疳蟲。殺蚘蟲疥癬。鬼注傳尸。蠱毒。下血赤白痢。女子血崩。產後血脫。赤帶腸風瀉血。止腸滑。縮小便。療精滑夢遺。去肺胃濕痰。去粗皮或蜜炙用。

氣味苦溫有小毒。椿根皮。主治相倣。性稍涼。去濕熱。濇精血。椿皮色赤。樗皮色白。椿皮入血分而性濇。樗皮入氣分而性利。如赤白苓赤白芍也。

洛陽一女人。年四十六歲。素耽飲無度。多食魚蟹。畜毒在臟。日夜瀉便。與膿血雜下。二三十度。大腸連肛門痛不堪任。醫以止血痢藥不效。又以腸風藥則益甚。如此半年餘。血漸羸。食減。肌瘦。服熱藥。則腹愈痛。血愈下。冷藥即注泄。食更減。服溫平藥。

則病不知。如此期年。並命待盡。人教服人參散。一服知。二服減。三服膿血皆定。遂常服之而愈。其方治大腸風虛。飲酒過度。挾下痢膿血痛甚。多日不瘥。用樗根白皮一兩。人參一兩。為末。每服二錢。空心溫酒調服。米飲亦可。忌油膩濕麪青菜果子甜物。雞豬魚羊蒜薤等。

(英美學說。)臭樗產中國印度國。取該樹根皮。可為藥品。第藥肆中所出售者。則係此樹枝皮。而非純根皮。

醫治作用。臭樗之功用。能開胃收斂驅蟲。

處方。臭樗根皮一分。沸水二十分。泡兩點鐘。濾渣。

為度。每服一兩至二兩。（臭椿皮泡水方）

處方。臭椿鮮白皮汁三分。濃酒一分。和勻。候七天過淋紙為度。宜存陰涼處。每服二錢一分至三錢一分半厘。（臭椿汁方）

用量。每服八厘七毫半。至一分七厘半。

黃蘗　杉名檀桓

（中國學說）黃蘗處處有之。以蜀中出者。肉厚色深者為佳。

主治瀉膀胱相火。除胃中濕熱。黃疸腸痔。漏下赤白。諸瘡痛癢。凍瘡頭瘡。肌熱目赤。血痢骨蒸。殺疳蟲。治蚘痛。鼻衂腸風下血。裡急熱腫痛。補腎水。堅骨髓。療下焦虛。諸痿癱瘓。利下竅。除熱。衝脈氣逆。不渴。而小便不通。通牙痛口瘡。陰火為病。解諸死肉毒。能斂瘡生肌。

氣味苦寒無毒。

(日本學說)黃蘗與黃連同。然其含量比黃連為劣。故治療上之價值。亦因之而少。豬子氏。就二三古書調查。關於黃柏之事項。知凡供外用時。多為火傷皮膚之炎症等。

廣益本草大成。第十二卷第四葉曰。小兒臍生瘡。

不合者。黃柏末塗之。（子母秘傳）有冬月向火。火氣內入兩股。瘡生汁出不止者。黃蘗末塗立愈。（醫說）藥性能毒大成。第二巻第三十五頁曰。除下部之濕瘡毒腫。蜜炒為末。塗於口瘡甚佳。

大楓子

（中國學說）大風子。今海南諸番國皆有之。其子狀如椰子而圓。其中有核數十枚。大如雷丸。子中有仁。白色。久則黃。而油不堪入藥。

主治大風瘡癬。疥癩疾。楊梅諸瘡。攻毒殺蟲。

（日本學說）豬子氏之實驗云。大楓子油。含有多量之遊離酸。此遊離酸。有生理上之作用。謂於腸內脂肪之吸收有效。是能使脂肪容易乳化也。且脂肪過腸之亞爾加里。即變化為石鹼。以助脂肪之吸收。此為往年英國及墺國之所唱道。乃近年生理化學上之輿論也。

用量。內用。一日四滴。至二十滴。外用油二分六厘花士林二錢六分。至五錢二分。相混和。

相思子　一名紅豆

（中國學説）相思子生嶺南。樹高丈餘。白色。其葉似槐其花似皂莢。其莢似扁豆。其子大如小豆。半截紅色。

千載黑色。人以嵌首飾。收龍腦香。令香不耗。

主治通九竅。去心腹邪氣。止熱悶頭痛。風痰瘴瘧。殺腹臟及皮膚內一切蟲。除蠱毒。每取二七枚。研末服。即當吐出。並殺貓鬼。

氣味苦。性平有小毒。

英美學說。相思子產印度國南亞美利加等處。取其子。可為藥品。

醫治作用。相思子之功用。外用能治皮類病。及眼胞內生米粒瘡。

處方。相思子三分。研末涼水五百分。泡一六。再加沸水分數與凉水同。候冷過淋為度。每日三次。點眼內。含其生痰出膿。退雲翳。並治米粒瘡。

（相思子淬水方）處方相思子二百分去皮。滾水五百分。浸一天。入臼打糊。再加水足八百分。毛筆醮搽皮類病。

蘇合香

（中國學說）辟惡殺鬼精物。溫瘧蠱毒。去三蟲。除夢魘。

（日本學說）蘇合香供藥用時。為褐色混濁之粘稠液。溶解於酒精中。於防腐殺下等動物之性。因刺戟性少。故倍量與阿列布油混和。或與百露拔爾撒母相混。治疥癬。為防腐性被覆藥。於火傷凍傷潰瘍用之。

第五章　變質劑

變質藥。足以改良新陳代謝器（清血藥）兼能溶散致病的沈著物（解散藥）之通劑也。清血藥者。為撲滅各種因慢性病而來。障害身體之毒物之藥品。蓋能變更血液。及組織之調和。以改良營養機。為治現時所存病機之先導者也。解凝藥者。能軟化炎性。或他性病的產物。而使得吸收之藥品也。

變質劑。舊譯作改病藥。謂改變血質之藥也。此類藥酷毒者多。倘或多服。輒易殺人。惟血久有病。則必常服其少許。如痛風風濕。楊梅毒瘰癧。胃不消化等。均須用改病藥。改病藥中汞（水銀）為一種。沃度仿謨（碘碘）與沃度加里（鉀碘）為一種。服之、而人之體內體外。或久患病症。或久患疔毒。即能漸除。有數種皮膚病。如魚鱗癬。則用信石。為有大功力之改病藥。此外更能治水瘋癩與狼癱。第服藥之人。多求速效。往往有服一二次勿效即棄。不知此藥宜少服。又須持久服。方能見功。並要食合宜之物。而四肢當運動。寢室宜通爽。是則服改病藥者。所當留意也。

昆布

（中國學說）主治癭瘤瘻瘡。破積聚。利水道。去面腫。

氣味苦鹹。功同海藻而稍滑。性更雄。與海藻主理頹疝。多服令人瘦削。出登萊者搓如繩索。生閩越者葉大如菜。畧洗去鹹味用。甄權治瘰癧堅如石。小台治項下卒腫。其囊漸大欲昆布海藻等分為末。蜜丸杏核大。時時含之嚥汁。

（英美學說）昆布又名綸布。產海內。其狀如卷席。

醫治作用。昆布之功用。能散瘿化瘤。治癥瘕。

處方。乾昆布十六分研末。濃酒十二分。汽水六分共浸七天。用絞盤絞渣。再用濃酒八分。汽水四分浸渣七天。絞之。三汁和勻。過淋紙為度。每服一錢。

（昆布流膏方）

砒霜　又名信石（又作儘養醆）（日本名亞砒酸）又名鈿養

（中國學說）辛苦而酸。大熱大毒。出信州。衢州次之。錫之苗也。主治燥痰。可作吐藥。療痰在胸膈。除哮截瘧。殺虫枯痔。去敗肉。辟蚤虱。畏羊血冷水菉豆。

（日本學說）亞砒霜。為變質劑中之著名藥。其効力約分六條。列記於左。

（一）神經痛。因神經痛。經久病之舞蹈病。喘息神經病。陷於榮養不良之貧血者。由女子生殖器疾病發生之神經病。男女之腦神經衰弱。生殖器神經衰弱等。

(二)麻拉列亞性間歇熱。其初期即用此藥則無效。有雖用規尼涅而尚不能治者。有久患本病。或屢次再發之人。此藥實為有力。但有時亦有不盡然者。

(三)特病的有經各種之治療尚為不治之病。例如惡性貧血腺病。消化器衰弱。胃痛慢性嘔吐。鉛毒。用水銀沃度而不奏効者。用此奏功。

(四)呼吸器病。慢性之肺結核。慢性氣管枝加答兒聲音嘶嗄等。用之頗有効果。

(五)腫瘍性之病。用於癌性之新生物惡性淋巴腺腫毒等。亦稱有力。

(六)慢性皮膚病。於癩病、濕疹及其他數十年醫治無效之皮膚病。必須內服。

用量大宜注意。或奏偉功。或來惡結果。惟在其用量如何。乃日本藥局之極量規定。為一次一毫三絲。一日五毫二絲。即四迄。然普通則一次自二絲六忽。至一毫三絲為始。漸次增量。然一日分不能越五毫二絲。又須食後用之。此乃劇毒藥。宜慎之。

(英)英美學說。砒霜從砒石煅過。再升煉而成。其由礦採得者。未免多溷雜質。惟甑淨。方可入藥。

形色與氣味。信石之新出甑者。作塊過光。與玻璃相似。若經久則漸變色。不但通明。故此物亦宜密藏。重幾無臭亦無味。

化法。濃酒五百分。能化一分。冷水則一百分。能化一分。沸水則二十分。能化一分。鐵養水則十一分。能化一分。甘油則八分能化一分。蔗糖水則六分能化一分。且信石之新鮮通明者。用水十二兩。則能化五錢。其陳舊色白者。則祗化一錢五分二厘。若以清水十二兩煎沸。則可化二兩三錢七分。

醫治作用。信石為惹胃毒藥之再烈者。服之能令人吐瀉。並發腸氣筋痛。食最小之一服。則為致血藥。並治依時而作之病。凡瘧作有定候。如瘧疾及臌氣筋疼之類。用藥療治。固首推金雞納霜。次則莫如信石。然亦有服金雞納霜不愈。服信石乃獲痊者。凡延纏之症。如久患牛皮癬。濕癬魚鱗癬。水蠟癩。及遠年風濕骨疼等。服之甚效。他如手足交節腫。或半邊臌筋作疼等。服之亦效。第信石酷毒異常。偶值一厘至數厘即傷生。然或有服至數分則又將大吐。而反不傷生者。惟服後而不作吐必致戕命無疑。故凡服信石毒發則必作吐作瀉。腹痛如焚。痛至力乏而後死。所以若畧服則開胃補柔和。令各發多終，非過久服，則必眼皮頭皮作腫，面部顏梗，而瀉口則覺熱痛，腹則覺脹悶。而胃亦多滯。服後倘有此種現象者，應停止勿服。或過服而無以上之現象，亦必口多涎沫。髮甲自脫。其功用又能補腦解熱，順氣，治跳舞風，楊梅類疥，拘攣風溫氣喘。外用能作丹類。治癰疽毒瘡惡瘡等。亦宜慎用。至解藥之解此毒者，先以胆礬化水灌之。令其作吐。同時用雞蛋清，或用牛奶調水，或用麵粉攪水。令其咽服。並以水節洗胃。如依此法，及早解救，定多獲效。又一法先服吐藥，後服新製未乾之濕鐵二養三散。或鐵二綠三鐵養水。或石灰搽油皆可。而要推以濕鐵二養三散。與鐵二綠三鐵養水為最妙。以鐵能敗砒毒。不致傷生。此法如早用必驗。

處方。信石一厘六毫半。胡椒一錢四分。細末。同饅頭屑研為團。作二十丸為度每服一粒。（信石丸方）

處方。信石一分。研木炭一分。細末。硃砂四分。研細。水酌用。共研勻成糊為度。外用治毒瘤等瘡。（信石糊方）

處方。信石五分。白蜡膏六錢。研和。治已潰頑瘡。用以外塗。惟小兒不宜用（信石蜡膏方）

用量每服一厘七毫半。六十分之一。至十二分之一。多加水化之。飯後服。

汞　又名水銀。

（中國學說）功顓殺蟲。治瘡疥蟣虱。解金銀銅錫毒。墮胎絕孕。從丹砂燒煆而成。得鉛則凝。得硫則結。氣味辛寒。性滑重。直入肉。頭瘡不宜用。恐傷腦穿入經絡。令人筋骨拘攣。

肘後方。以水銀粉即輕粉。治楊梅瘡癬。又方水銀黄連胡粉熬黄。各一錢研勻。傅一切毒瘡。

（英美學説）水銀西國俗名活銀。入金類。亦屬流質。產中國西班牙國。南亞美利加等處。有成於自然。更有丹砂造成者。汞所含之異質。有鉛錫鈊等。淨汞則為亮白之金。其體甚重。冷至零度下三十九度。則成軟韌之定質。受大熱則沸而化氣。以熟鹿皮包擠去渣。方可用為藥品。或用硝強水潔淨之。此藥在各國古已用之。羅馬人與阿剌伯人用為外科藥。至印度人初則用為內科藥。天然者。為汞硫。即丹砂間有無與錢相合者。

形色與氣味。汞之狀如珠。色如銀。能返光。無臭亦無味。

醫治作用。汞能治各種炎症。又能治各種疔毒病。因汞能專治此病。第汞必先與鴉片相合。服之免從大便瀉出。又如骨衣生炎等病。服汞劑。雖不及鉄碘（沃劑）之功用。而汞入血中。歷若干時後。則行過週身之淋巴腺而出。能感動所有之津液。如用為瀉藥。則必先因感動肝臟而得泄瀉。此為常用之法。亦可合於他種瀉劑服之。如其人體胖血多。或有不消化之病。或痛風病。服之可以令瀉其功效甚大。至小兒服之。亦最為平穩。第不宜多服。然用汞所得之益處。即如肺胞膜肝臟生炎。各種炎症。其效固大。至痛風風濕病服之。亦能得其大益。如連服汞劑。至齦肉紅腫。或略痛則不可再服。汞和入火石粉可作藥散。入油類可作藥膏。與硫黃及伊打火酒等物。亦能相和。又能動胆汁。治肝腎積血熱病類。楊梅毒類。外用能行血。可多用。

處方。汞三兩。洋橄油九分八厘。硫黃粉一分四厘。密陀僧貼膏六兩。先將洋橄油入鍋熬熱。漸加硫黃粉調極勻。入臼加汞細研。至不見星珠。再將密

陀僧貼膏化開加入共調洽為度。治魚口瘡。骨節及吸核久爛變大（汞貼膏方）

處方。汞十六分。煉豬油十六分。煉羊油一分。共入但研至不見星珠為度。（汞油膏又名汞鹽油膏）

處方。汞油膏六分。黃蠟三分。洋橄油三分。樟腦一分。共研末。先將黃蠟與橄油化勻。再加汞油膏調勻。俟涼時加樟腦細調勻為度。治瘿瘤頑瘡類。

（汞油膏方）

食鹽

（中國學說）主結熱喘逆。胸中病。令人吐。鹹味走腎。走

中西藥物功用異同　九十六

血。飲得鹹則凝。補腎熱用為引導。乾霍亂頭疼腹痛。用鹽水吐之。鹹能下氣。又能引涎水聚於膈上而涌之也。

氣味鹹寒無毒。

千金治妊婦横生逆産。先露手足。以鹽摩産婦腹。並塗兒手足。急以爪搔之。即縮入而正産。又殺蟲毒。治下部䘌瘡。扁鵲云能除一切大風痛。炒熱熨之。病水腫忌食。以其走腎助邪水之逆滿也。

（西美學說）食鹽從鹹晒成。或煮成。為食物中不可少之質。動植物內亦有此質。地產石鹽。含此質極多。海水均含此質。可煎而得之。用法提淨。雖久不化。鹽之不净者。暂遇空氣而亦變化。

醫治作用。食盐為改血藥、吐藥。或用以療癒、瘧疾、霍亂、吐瀉、肺血吐出等。人之血內不可無盐質。無盐則身弱。精神減、食多則為改血藥。於療癧痳有益。用以洗浴。能感動皮膚。身弱足軟之人。以食盐一大匙、消化於溫水服之。則為便。用之吐藥。作補劑行氣。驅蟲均可。外用治跌打損傷。用布蘸盐湯敷患處。若鼻涕變臭。用木節射鼻內。治咽喉久、病。用此漱之。治感冒、風寒。用漱咽喉。或漱鼻孔。治蛇咬。則用刀割去傷口之毒。以盐敷之。

用量。作補劑。每服一分七厘半。至一錢零五厘。作瀉劑。每服二錢一分。至四錢、二分。作吐劑。每服半兩至一兩。加水半斤冲服。改血每服一分。至一錢治暴吐血。每服一錢零五厘。至二錢一分。治瘧疾。每服一兩至一兩半分。為數服。趁病發過後服之。用榆皮煮水和服。免嘔吐。

硃砂　又名丹砂

（中國學說）主治鎮心安神。研細水飛用。能化為汞。不可文火。若見火性烈。毒能殺人。急以生羊血童便金汁解之。　氣味甘微寒無毒。

硃砂同遠志龍骨則養心氣。同當歸丹參則養心血。以人參茯神濃煎。入硃砂。治離魂病。子死腹中。以丹砂一兩。取飛淨三錢。於一時頃。分三次酒服立出。慎勿經火。

（英美學說）硃砂。產於中國廣東貴州四川湖南等處。係自然生成。其配成者。係從汞與硫磺粉製煉所出。在西國久已著名。

形色與氣味。硃砂所結之水成塊。色紅艷。無臭亦無味。

化法。水酒強水類。均不能化。惟合強水則能化。

醫治作用。硃砂為改血藥。內科中不多用。印度人焚之為滅臭藥。其功用與汞類同。西醫不以內服。外用能治瘡類症。

第六章　強壯劑

凡藥之能助胃消化。及能令臟與肌肉生力。變虛弱為強壯者。謂之補藥。又謂之強壯藥。如服黃連龍胆草等。則能助胃消化。而令生血。如服金雞納霜。桂皮精先。高尼精等。則能入血養臟。而助臟發力。如服鐵劑等。則能入血。而助血變赤。及助肌肉生力。凡此皆補藥。各著其功用也。然鐵劑雖於金類補藥中為上品。惟身弱而面無華色服之甚效。若非血虛。縱服鉄劑。亦屬無益。可知同一補藥。非特其功力有大小。而其療治亦異宜。有宜補之病。有不宜補之病。所以補藥必用之合法。而始得收其效果焉。

鹿茸　即鹿角之初生者為茸。久便為角

（中國學說）形如茄子。紫潤圓短者為上。毛瘦枯綫。次長生岐者為下。酥炙酒炙不可過焦。有傷氣血之性。主漏下惡血。寒熱驚癇。諸虛症。且能益氣強骨。氣味甘溫無毒。鹿角膠主治相略。但力稍遜耳。

（英美學說）鹿角係牡鹿之角。在古人常用之為藥品。

鹿角至春則解。解而後宜燒灰可以作炭養燐養五之用。熬膠則為補藥。鹿角有袪痰發汗興奮之効。其中有阿摩尼、故峻補之功力。惟阿摩尼亞得火則飛。最好切片浸服。西國近年不用鹿茸。專用阿摩尼亞。以其功力同。而價賤。平人不難常食。

雞內金　又名雞肫皮

（中國學說）主治食積腹滿。反胃泄痢。及眼目障翳能消水穀。除熱止煩。並治崩帶腸風。溺血便數。

氣味甘平性清。

（英美學說）雞內金即雞肫內皮也。曬乾用。

醫治作用。雖內含之功用。能助胃與胃酸相同。

薏苡仁

（中國藥說）利腸胃。消水腫。主久風濕痺。下氣通淋。治乾濕腳氣。筋急拘攣。健脾益胃。補肺清熱。療肺痿膿血。咳嗽涕唾。止消渴。殺蚘蟲。　氣味甘微寒無毒。妊娠禁用。以其性專下泄也。

（日本學說）薏苡仁者。漢醫於癆瘵肺疾用之有特効云。豬子氏。以薏苡仁治肺癆有効為疑。不過一種營養品而已。其中有含窒素物。脂肪水。炭素。灰分等。

（英美學說）薏苡仁之功用。與大麥仁同。病人食此易化也。

處方。薏苡仁一兩。水二斤。煎至斤半。加入甘草四錢。蘭菊乾一兩。濾渣。治發熱。久痰嗽。小便不利。溺管痛。（薏苡仁煮水方）

大麥芽

（中國學說）調中消食。積聚者宜之。若胃虛腎弱。當與補劑同用。以免耗伐。　氣味甘鹹微寒。

（英美學說）大麥芽即萌芽之大麥。焙乾而成。

醫治作用。、、麥之功用。能作潤劑養生。配麥芽膏用之。

青礬

（中國學說）主治痏病。及諸瘡。專除垢膩。破瘀積

氣味酸寒無毒。

金匱治女勞黑癉。硝石礬石丸。取以破瘀積之血。又治婦人經水不利。子藏堅癖。中有乾血白物。用礬燒紅。以杏仁蜜丸。納陰中。日一易之。潔古活法機要。用以主脾病黄腫。外用作為消毒收斂藥。

（日本學說）為消毒。作用極強之鉄劑。亦可為腐蝕藥。其稀薄液。用為收斂藥。作軟膏。用為丹毒擦爛膿疱疹極毒潰瘍。作注射料。用於淋病。白帶。內服過久。則

害消化。用大量則發腸胃炎。通常用為收斂藥。治慢性腸加答兒。腸出血。尿道出血。肺出血等。

（英美學說）青礬有從鐵質與磺強水製成。更有從黑礬煉成。露空氣則略化。印度國人用此造墨水。其天生者亦有之。俗名皂礬。

醫治作用。青礬為惹胃。而兼收斂之鐵劑。又可為行經藥。其補斂於鐵劑中為上品。如血弱身虛者宜。第不宜多服。防肚疼作嘔。或至壞身。如血少而白。宜合龍胆草膏及蘆薈硫黃等藥作丸服之。此藥雖與他類鐵劑相同。然能惹腸胃單服甚少。

處方。青礬一分二厘。啞囉一分二厘。肉桂末三分二厘。以水和勻作丸八粒。每日飯後服二粒。治身弱血少。心跳。及婦人月經不行等症。（青礬丸方）

又青礬五厘二毫半。水一兩。化勻為度。洗火眼。或作射水。亦可治白帶白濁。（青礬洗水方）

又青礬一分。黃油膏三十厘。調勻為度。治金錢癬。

用量。每服一厘七毫半至八厘七毫半。

青礬粉　一名枯礦綠鐵。即青礬煅枯所研之末。

製法。用青礬入瓷鍋或鐵鍋。加熱過二百一十二度。至不發熱氣。煉枯為末。貯玻璃中。瓶塞塞之。

處方。青礬粉五厘二毫半。金雞納霜三分半。作一丸服之。治脾病最妙。（青礬粉丸之用量每服八毫七絲半。至五厘二毫半。為丸服之。第用青礬粉。四厘三毫七絲半。與不枯者七厘同。

龍胆草

（中國學說）除胃中伏熱。時氣溫熱。熱泄下痢。去腸中小蟲。益肝胆氣。止驚惕。治客忤熱狂。明目定煩。瘡疥癰腫。小兒壯熱。驚癇。　氣味大苦大寒。

（日本學說）龍胆（即健質亞那根）者。為苦味健胃藥。於痴鈍性消化不良。酒客之消化不良等。均用之。一日數回。自七釐八毫至二分六釐。為浸劑、煎劑、散劑。
(一)健質亞邦越幾斯一分三釐至五分二釐。丸劑。
(二)健質亞那丁幾二分六釐至五分二釐。水劑。
(三)苦味丁幾二分六釐至五分二釐。水劑。
(英)美學說龍胆產中國及歐羅巴等處，其根可入藥。內含一精，即珍提昆蓋。
醫治作用。龍胆草為苦性補藥。如胃不消化，並病方退而欲補其精神。有用以治依時而作之病，及驅蟲藥。用水泡、酒泡均可。
處方。龍胆切片一分。沸汽水十分。泡兩點鐘，再加火熬一刻鐘。用絞盤絞之。入盪鍋。散氣成膏為度。常用以配藥丸。每服四厘至二分。（龍胆草膏方）又龍胆草二錢。柑皮五分末。大茴香末五分。火酒二兩。清水六兩五錢。先以火酒浸龍胆草柑皮大茴香。待兩點鐘後。然後將水加入濾淨。每服四錢至八錢。能開胃補身。如虛弱神氣不足。胃不消化。及病後熱度太低。服均妥。（龍胆草柑皮茴香方）

用量每服一分七厘。至七分研末服之。

黃連

（中國學說）主五臟冷熱。久下洩澼膿血。消渴大驚。除水。利骨。調胃厚腸。益胆。療熱氣。目痛眥傷。口瘡腫毒。嘔吐盜汗。小兒疳氣。殺蟲。解服藥過劑煩悶。及巴豆輕粉斑蝥諸毒。　氣味大苦大寒。

（日）本學說：黃連者。產中國之四川省。及日本加賀國者為上品。用為健胃藥。漢藥中重要之品也。據東洞吉益氏所著之藥徵云。黃連主治心煩而悸。及心下痞。腹中痛。先片山寬助氏。高橋之純氏。皆報告治療上之成績良效。豬子氏之經驗。諸般消化器病中。懸急性症。或慢性腸加答兒。為最宜。於急性炎奏効不確實。平均用一錢三分為一日量。煎出數回

[illegible]

分服。（中外醫事新報和漢藥論）改正日本藥局方採用黃連為收斂。及苦味健胃藥。於腸胃加答兒。虎列拉。消化不良等。以五分二厘。至一錢零四厘。為煎劑與之。或灌腸。其製為越幾斯者。一回用二厘六毫。至一分零四毫。

（英美學說）黃連又名王連。產中國之江左雲南貴州。及蜀郡泰山之陽等處。而歐羅巴等處亦有之。以其根連珠色黃。故名。

醫治作用。黃連為補藥。與龍胆草同。如胃不消化。不思食。虛弱黃疸。寒熱瀉利等。皆能療治。

處方。黃連膏一錢。青礬二分。或三分。沒藥一錢。共研作丸三十粒。每服二三粒。治婦人月經不調。不思食。（黃連丸方）

用量每服一分至三分半。

陳桔皮　又名苦陳皮

（中國學說）主胸中痰熱逆氣。利水穀。去口臭。下氣通神。此藥理氣燥濕。是其專能。同補藥則補。同瀉藥則瀉。同升藥則升。同降藥則降。隨所配而補瀉升降也。

氣味苦辛溫無毒。

（英美學說）陳皮產中國。呂宋印度法國。及西班牙等廠。其果之皮。鮮乾均可用。鮮陳皮可配酒油等。乾者可配酒糖泥水等。內含有油。如該油減淨。其功力減。醫治作用。陳皮宜合於他藥同服。並能助別藥之功力。其功用能溫補。行血開胃。以助消化。祛風。並治肚疼。

處方。乾苦陳皮一分。切搗。淡酒十分。浸七天。間時搖動。裝淋桶淋乾。用絞盤絞渣。過淋紙。再加酒仍足十分為度。每服一錢至二錢。（陳皮酒方）

肉桂

（中國學說）主上氣欬逆。補下焦火不足。為導火之源。

治沉寒痼冷。腹痛腰疼。霍亂轉筋。吐利。及痘瘡陷塌、陰疽。不能化膿。用為內托。以助氣血。氣味辛甘溫、

英美學說。肉桂產中國廣西越南等處。與錫蘭肉桂同類。譯者為桂皮。其樹枝則為桂枝。

醫治作用。肉桂為香藥。與補胃藥。少有增熱性能、治嘔吐。與胃中發氣肚疼、泄瀉病用之。與他藥配合。如身體軟弱亦可合於他藥服之。並治小孩疾、

處方。肉桂一分研末。砂仁一分。乾姜一分。共末和勻。過篩。入白糖研為度。治積滯吐酸。每服六厘、至一分七厘（肉桂製散又名香散方）又有加肉蔻丁香末和勻

□酒作樂功用異同　一〇六

處方。肉桂八錢。粗末。大茴香四錢。乾薑三錢。淡火酒一斤。共浸十四天。濾淨。每服一錢。至二錢。治肚疼氣厥。（肉桂酒方）

草豆蔻

（中國學說）暖胃健脾。燥濕祛寒。主胃痛瀉痢。反胃痞滿吐酸。惟性甚燥。陰液不足。血虧者忌服。

氣辛溫香散。無毒。氣清。

又白豆蔻。行三焦。煖脾胃。散滯氣。宣肺經。治瘧疾嘔吐。解酒積。寬胸膈。　氣味辛溫無毒。忌火。去淨膜

（英美學說）草豆蔻產印度暹羅。其果可入藥。

醫治作用。其功用能溫補開胃。袪風。佐瀉劑同服。能免肚疼。

用量每服一分。至三分半。

又白荳蔻產中國之廣州。及暹羅國帶殼者佳。其功用與草荳蔻同。

砂仁

（中國學說）調脾胃肺腎。大小腸膀胱之氣。治腹痛痞脹。寒飲欬逆。噎膈嘔吐。瀉利轉筋。安胎醒酒。

氣味辛溫香竄。

（英美學說）砂仁產暹羅安南等處。

醫治作用。其功用與草荳蔻同。而力稍勝。

處方。砂仁一分。搗爛。小茴香一分。搗爛。葡萄乾八分。去核。肉桂二分。搗碎。紅花一分。淡酒八十分。先用酒六十分。浸二天。間時搖動。裝淋桶淋乾。加餘酒漂淋。用絞纈絞渣。過淋紙。再加酒仍足八十分為度。治冷積肚疼。每服五分二厘半。至二錢一分。

（砂仁製酒方）

第七章　收斂劑

約以收斂用者。其性能令微絲血管收縮。筋肉縮緻。各腑蛋白質化凝。欲試藥品之有收斂與否。可置舌上。而舌之凸微點。必聚合成皺紋。其藥力或發於脈管。或發於腺氣筋。而當其收斂時。則如喫生澀之果。齒舌必很縮而畧乾。用為止血。則見其藥與傷口相遇時。其廻血管縮而關閉。然此種藥。亦別有功用。胃內寬鬆。則令收緊之。而全身大受收斂之力。如虛弱久病用之。則有效。如脈數身熱。有新炎病發燒者。服之病必增劇。是又收斂藥之不可誤用者也。

罌粟殼

(中國學說)斂肺濇腸固腎。治久嗽瀉痢。遺精脫肛。虛寒之症。 氣味酸濇溫微毒。

(日本學說)葯用則採取殼之未熟者。其效用與阿摩片同。然甚輕微。

用量一錢零四厘。

(英美學說)罌粟原產印度波斯等國。後漸流傳至中國之雲南山西四川等處。今則各處多栽植之。入葯用其已熟之殼。去盡其子(子無功力)。更有於其殼未熟時。割裂而取其汁液。晒乾以成鴉片。為葯中要質。罌粟有二種。一為黑色。一為白色。

醫治作用。罌粟殼之功用。能配膏糖煮水等之用。而其力則較遜於鴉片。

處方。罌粟殼二兩。搗碎。汽水三十兩。共入鍋。蓋嚴。熬十分鐘。濾渣。加汽水淋之。足二十分為度。用手巾蘸敷患處。治疼痛跌打外傷。亦治皮類病。熱用方効。有潤皮盈瀝之性。如身體腫大。或痛或生炎。如眼睛肚腹交節等處。俱可用之。（罌粟殼煮水方）

沒石子

（中國學說）産北地。出大食諸番。顆小紋細者佳。揀去蟲食成孔者不用。濇精固腎。強陰助陽。收汗止瀉。並治遺淋。

氣味苦溫。忌銅鐵器。用漿水洗淨。焙乾用。

(英美學説)沒石子。產中國印度群島及波斯等國。在柞木等類之上。由蟲穴樹枝。結成該樹。原有數種。各國均生。而惟波斯等國始產此沒、石子。因有一種飛蟲穴嫩枝布卵。其後、或化蟲而去。或仍在枝裏。該木即成癭而結爲是物。今中國亦有此藥。頗能與泰西媲美。第該樹含有炭層酸。(即單寧酸)結成是物。方堪入藥。其在下等者。穴大而穿透。其在上等者。物內小蟲尚未透出。該物每百分中。計有倮波沕酸五分。(即石炭酸)炭層三十五分。酒水均能提出功力。(水四十分浸沒石子一分即全能提出)今從地中海運出最多。

分藍白二種。有淡灰色。有淡黃色。

形色與氣味。沒石子之小者。如豆。大者如胡桃。質硬而脆。味苦澀。

醫治作用。沒石子為收斂藥。亦能配炭層架波渤二酸。治內部血出。尿血血崩咳血痢疾。外用能止血。治鼻衄牙齦血出。白帶白濁。

處方。沒石子四錢。沸水五兩。泡之。用以漱喉。能療治喉症。（沒石子泡水方）

處方。沒石一錢四分。極研細。安息香豬油（一名辦佐層豬油）一兩。共調勻為膏。治痔瘡甚效。

處方。没石子二分半。擣爛。汽水四十分。共入鍋煎賸一半。濾渣。為度。作洗水。治鼻血牙齦血出。亦作射水。治白帶白濁。（没石子煮水方）

用量每服七分七厘半。研末服之。

孩兒茶

（中國學說）清上膈熱。化痰生津止血。收濕療陰疳痔腫。定痛生肌。並塗金瘡口瘡。故治喉症。氣味苦清微寒。

（日本學說）兒茶成分。為阿仙踈酸。於痢疾白帶及膀胱慢性加答兒等用之。

（英美學說）兒茶産緬甸印度新嘉玻等處。樹高約一丈至二三丈。自古以來。雖印度人知之最早。有淡色黑色之別。黑者為兒茶樹心所出。淡者係兒茶樹之枝葉煮成。工廠喜用黑色。因收斂性更大。上等兒茶每百分中計含炭匿酸(單寍酸)五十四分。

醫治作用。為收斂藥。微補能治泄瀉痢疾。積滯吐酸。胃氣無力。懸舌変大。膀胱鬆脹。

處方。兒茶二錢半。桂枝末五分。沸水八兩。浸半點鐘。濾淨。如婦人患白帶。用此藥射入陰户。若痔流血。及糞流血。用此洗之。或糝以此藥末。如牙齦浮腫。取兒茶噙化。每服此藥水。八錢至一兩六錢。

處方　兒茶末一錢豬油八錢和勻敷膿瘡等症。

用量　每服一分七厘。至五分二厘半。

石榴皮

（中國學說）清腸止泄痢。下血崩帶脫肛。又能殺蟲。石榴花千葉者。治心熱吐血。研末吹鼻孔止衄血。並敷金瘡。

氣味酸濇而溫。

（英美學說）石榴果皮。產中國歐羅巴等處。此樹之花與果皮及根皮。自古皆用之。內含樹皮酸。如合於鉄之鹽類。則變黑色。亦可作染料用之。

醫治作用。石榴樹全體均有收歛性。能治泄瀉久痢。服之甚效。

胆礬（宜與吐藥類參看）

（中國學說）産銅坑中。乃銅之精液。磨鐵作銅色者真。性歛而能上行。涌吐風熱痰涎。散風殺蟲。去息肉瘡毒陰蝕。

氣味酸濇辛寒。

（英美學說）胆礬一名藍礬。一名礦强銅。又名銅礦養。舊名銅養硫養三。製法不一。從銅片與礦强水製出者。其法較爲純淨。如露空氣即發潮餘。則或從銅片與硫礦煉出。或從銅礦礦煉出。或從銅礦之水製出。內含銅養硫養三。地產之銅硫。常含銅與鐵。故可以天生銅硫為之。其所得之質為銅養硫養三。合於鐵養硫養三。如含六遇熱與空氣。則質內之鐵養硫養三 其大半自能化分。

形色與氣味。所結之冰甚大。色藍而艷。氣烈味澀。

醫治作用。胆礬之功用。能作吐劑補劑。丹用又能作斂劑。治羊癲風跳舞風。久瀉久痢。痰嗽吐血。外用治頑瘡止血。

處方。胆礬三厘半。至七厘。清水一兩。化勻洗火眼用。

又方。胆礬三厘四毫。清水八錢四分。治眼疾。每日早晚滴一次。

（胆礬洗水方）

處方。胆礬五分一厘。淡架波匿水三兩三錢六分。清水十六兩八錢。和匀。治婦人白帶。用水筒射入陰戶甚效。

（胆礬射水方）

又方胆礬八厘七毫半。清水一兩。化匀射入。治脱肛並治久痢。

處方。胆礬一分四厘。清水八錢四分。和匀、搽瘡用。每日兩次。如齦肉腫喉爛。此药水漱口甚效。

胆礬油膏方。用胆礬一分。研細、白油膏八分和匀。

治魚鱗癬螻蛄瘡。

明礬 即白礬

（中國學說）主治赤白漏下。陰蝕泄痢。瘡疥。解一切毒蛇蟲等。去目赤。暴腫齒痛。

氣味酸鹹而寒。性濇而收。

（日本學說）白礬自昔用為止血收斂。用注射治子淋白帶。漱料。治咽頭加答兒。氣管枝加答兒。

（英美學說）白礬一名礦強鋏釩。一作釩二鋏二礦四養四。産火山出煤等處。更有用礬石煉成。能令羊毛潔淨。渾濁之水變為清明。有用以印花布染物。

醫治作用。白礬為吐劑。為收斂藥。斂汗止瀉。治尿變甜。咽疾。便血。吐血鼻衄。白帶。其收斂之性極大。並能滅鉛毒之害。因鉛毒能被含硫養三之質化分也。每服藥末一分。用清水調服。四點鐘一次。外用能收斂脉管止血。更能漱喉洗眼。與外導藥治白帶白濁尿血。洗膿等用之甚效。多服能令身中津液減少

處方。白礬七釐。肉荳蔻七釐。研末蜜丸如桐子大。勻二粒。每服一丸。能止血。日服二三次。

處方。白礬二錢。牛奶十二兩。白糖八錢。和勻煎沸。濾渣。每服一杯。能止血。凡肺胃大小腸內腎等處。

出血。服之皆效。
處方。白礬末二分半。治服鉛肚疼。每四點服一次。服至作瀉為度。
處方。白礬末一分半。和薑汁糖服。治婦人月經過多。每日服三四次。外用白礬末一錢。清水十六兩八錢。和勻。以水節射入甚驗。
又白礬末一分半。治婦人白帶。日服三次。外用白礬末四錢。炭匿酸一錢。或二錢。清水三十三兩六錢。和勻。晚間先用此藥水一半。射入陰戶。餘一半次朝分兩次射入。

處方。白礬末一分。至二分半。治膀胱發熱出血及白濁。日服三四次。外用白礬末三分半。清水十六兩八錢。和勻。用水節射入膀胱。

又白礬末一錢。或二錢。清水六兩七錢二分。和勻射入糞門。治痔漏流血。及脫肛。

又白礬末八厘。清水一兩。和勻。射入溺管。治白濁。

處方。白礬末一錢零五厘。雞蛋青二個。調勻為度。敷眼胞上。能治眼熱眼腫等症。亦治凍瘡損傷。

處方。白礬末一錢零五厘。沒藥酒五分二厘半。水四兩。共化勻為度。漱咽喉用。如齦腫用以漱口。

又白礬末一錢。玫瑰花泡水三兩。大麥泡水三兩。和勻漱咽喉痛及失音。

枯白礬。用白礬入砂鍋內鎔化。煅枯。可以研末為度。外用能作丹瀕。去菌肉。治口瘡。研搽潰瘡。能去腐肉。

地榆

（中國學說）地榆乃草根外黑裏紅。似柳根。取上截用。除下焦血熱。治諸種血疾腸風瀉血。性收斂。並止汗。氣味苦酸微寒。性沉而濇。

（英美學說）地榆産中國之湖南湖北等處。凡平原川澤俱有之。高約三四尺。其根可為藥品。酒醋均能提出功力。

醫治作用。地榆根之功用。能收斂。止血崩經漏。配醋酒等用之良。

處方地榆根一兩。嚴醋半斤。用磁鍋熬至四兩。候十二點鐘濾渣。治經漏。每服一兩至二兩。

又地榆根一分搗爛。淡酒五分。先用酒三分浸二天。裝淋筲淋乾。加餘酒漂淋。再加酒仍足五分為度。每服一錢至二錢。

釅醋

中西藥物功用異同　一一六

（中國學說）用米如釀酒法。米熟乘熱入水。則成為酸。或酒之變為酸質亦佳。性能收斂。故治產後血暈。又能散瘀。治心腹諸痛。除癥結。塗癰腫。殺魚肉毒。

氣味酸苦溫。又名苦酒。

（英美學說）製法有粟米。或果實及別物之不同。其濃淡則以醋精之多寡為定。

醫治作用。釅醋能收斂。解熱。利小便。主治熱病。自汗盜汗。乾渴。外用治跌打損傷。閃腰扭挫。

反藥，石灰。阿摩尼亞。反酸類。炭養鹽類。

處方　醋一兩。荆芥泡水一兩。共和匀仰漱。治咽喉類痳。

鉛粉　一名宮粉　胡粉　炭養鉛

（中國學說）黑鉛加硝黃鹽礬煉成。以水漂去鹽硝砂石。微火炒紫色。攤地上。去火毒。即為鉛丹。即黃丹。鉛粉不用鹽礬火煅而成。鉛能墜痰解毒。明目殺蟲。鉛丹並治驚癇瘧痢。外用解毒瀉熱。止痛去瘀長肉。鉛粉主治略同。

氣味甘寒重墜。

（英美學說）鉛粉製法不一。有從與炭氣相合而成。更有從鉛片借嚴醋之氣製成。其從鉛與炭氣相合而成之鉛粉。試用火燒去炭氣則變黃色。因所餘鉛中有養氣之故。再以火燒去養氣則所餘者皆鉛。鉛粉有毒。凡用鉛粉與酸水相合則沸騰。係炭氣即時離出之故。有產鉛最多之地。得天之鉛養炭養二在其中。是即鉛養。市肆尋常出售之鉛粉。則含鉛養輕養。

形色與氣味。鉛粉之色白。其體重。有成粉者。有為軟塊者。無臭亦無味。

醫治作用。鉛粉能收水。又能收斂。外科恒用之。如皮膚潰爛處。可敷於外面以為收水等之用。此質之外。無有鉛之別種鹽類質有毒性者。惟鉛與鉛之盐類質。易變為鉛養炭養二而顯其毒性。其功用能收斂。去火解炎。作油膏。僅能外用。不可內服。治膿瘡湯火傷皮類病。至解藥之解此毒性。須服土朴硝。或洋朴硝等瀉劑。

處方鉛粉一錢零八厘半。細末。白油膏一兩。調勻。治湯火傷濕癬。

處方鉛粉一錢。黃蠟膏五錢。白蠟膏更佳。或猪油亦可融合搽患處。能潤皮收斂。令熱者涼濕者乾。

第八章　刺戟劑

刺戟藥者。貼於皮膚或他之組織。由其刺戟而引起亦發泡腐蝕者也。舊時譯作引症外出藥。又謂之吊炎藥。

斑貓　一作斑蝥

（中國學說）斑蝥生苴葉上。黃黑斑文。用時去頭足。糯米炒熟。內用只用米。得其氣能潰肉去死肌。下猘犬毒。破石淋。外除惡瘡入肉。起泡化作水。

氣味辛寒有毒。解此毒者。以川連水或綠豆湯甘草湯冷服。

（日本學說）醫者已夙知斑蝥之有藥效。能治蠱毒。爛惡肉。利水道。含一種刺戟之物質。豬子氏以為即係鴉答剌斯。秦西之芫青也。

〔英美學說〕斑貓。又名發泡甲蟲。係荳莢上飛蟲。生暖處並日光多處。中國所產與西國形狀雖有別。其功則同。內含甘道殿精。

醫治作用。為辣性毒藥。又為引炎蒸皮膚藥。又為行氣藥。利小便白濁便澀陽痿。令溺器具生炎。能引病外出。解此毒。須先服吐劑。或用柚水節後服蓖麻油與鴉片。

處方。斑蝥一分。粗末。淡酒八十分。共入有蓋器內浸七天。間時搖動。濾渣。用絞盤絞之。過淋紙。再加酒粉足八十分為度。治下痿小便淋瀝。每服八厘七毫半。至三分半。

處方。斑蝥一錢。芥末四錢。胡椒四錢。樟腦四錢。蒜頭一顆。白醋四兩八錢。火酒十兩零八分。和匀。同浸七天。濾淨。搽風濕症甚效。

芥子

(中國學說)芥子。主欬逆下氣。去頭面風。通肺豁痰。利膈開胃。

氣味辛烈。

(日本學說)專用為引赤藥。又於消化機急慢舌痺等。

主治。日本約乃方云。為皮膚刺戟劑。於卒倒窒息僂麻質斯性病。胃痛急性氣管枝加答兒之咳嗽發作喘息等。為末用之。於外和湯塗布貼之。

（英美學說）芥末之功用。能作吐劑。行氣引炎。外敷發皮膚紅熱而起水泡。宜與雞蛋青調敷。便不酷烈。可敷牙痛。腦筋疼。骨腫。走風脚症。如肚疼心痛及風濕骨疼。外敷亦妙。頭痛癲狂宜塗脚心。

第九章　下劑

瀉藥有輕有重。有鹽類瀉劑。植物瀉劑之分。其生理作用大同小異。均能在腸內刺戟腸粘膜催進大腸之蠕動。逐去腸內之物。可藉瀉以洩其病。

蘆薈

（中國學說）主治熱風煩悶。胸膈間熱氣。明目鎮心。小兒驚癇。瀉火通腸。殺蟲療痔。除腦疳鼻癢。齒䘌濕癬。

氣味苦寒。

（日本學說）本品之主成分。為下泄通經健胃之藥也。服少量能增加食物。催進消化。用為下劑。於六時至十二時後奏功。於慢性便秘適用之。可止諸血。少量為健胃。大量則傷胃。起嘔吐腹病。與子宮出血。痔出血等。能使腸液膽汁乳汁之分泌增加。有發炎性者。

本品若為散布藥。則於弛緩性潰瘍用之。又有於眼病用之者。

用量健胃則用二毫六絲。至一厘三毫。為下劑用五厘二毫至三分六厘。為皮下注入。亦有下劑之者。即以一分與僞里設林（甘油）八分之比例。溶解者注入一筒至二筒（日本藥局方藥物學綱要）

（英美學說）啞囉高約三四尺。身徑三四寸。其葉多汁。以刀剖之則汁自流出。流出取其汁以焙乾。製作團。

形色與氣味。啞囉色頗黑。天熱則軟。天寒則硬。其臭奇最可憎之苦味。存於喉内良久不散。

醫治作用。專瀉大腸。如食小服則為補藥。或以為能感動時肝。又如腸內功用不盡。因胆汁太少。故用代胆汁。其力似能感動大腸。而最易感動肛門。因此令大便能通。設或已有惹動。或有痔瘡。則此為有弊。因此可為調經藥。第不宜過服。過服則令肛門痛熱。至孕婦及生痔與大小腸有炎症則不宜服。其功用又能驅蟲開胃。以用能作射水助瀉。

用量每服三厘半。

巴豆

中國學說　主治傷寒溫瘧寒熱。破癥瘕結聚。留飲痰痹。蕩滌大腸，開通閉塞。去惡肉，除蟲痓。殺蟲魚毒。調經閉，墮胎。消水腫，破膿血。利關節，療耳聾、喉痹、牙痛。健脾開胃，除風。解此毒者，如黃連、大黃、綠豆、涼水，均可。

氣味辛而大熱。不可輕用。着肌膚即起泡。

（日本學說）巴豆生者毒猛，炒熟性緩。巴豆油如蓖麻油。過膵液則分解。能興奮腸之蠕動，以誘導下痢。消極強刺戟性。貼於皮膚則發炎症水泡。注入於皮下，則發皮下蜂窩織炎。內用少量便見口熱胃燥，自三十分至三時發瀉。用大量則發劇烈之腸胃炎，將起嘔吐，中其毒則心悸，四肢厥痛疲勞。

効用服他下劑而不奏効之頑固便秘用之。

用法內用以四分之一至一滴。用白糖和之。丸劑

極量一回用一厘三毫。一日為二厘六毫。但一厘三毫與一滴相當。二厘六毫與二滴相當。

（英美學說）巴豆油又名剛子油。巴豆生中國四川印度國新嘉坡等處。服該樹之身能發汗。樹根能大瀉。枝葉亦能瀉。功力在於巴豆所榨之油。每巴豆一兩可得油四五錢。

醫治作用。巴豆油為重性瀉藥。在瀉劑中為上品。能治頭痛腦熱。中風昏倒。痧子後變臌症。常服過

限有大毒。與霍亂吐瀉症相同。如腦筋疼。水臟病。服一二滴。能令聚血下降。又能放出水臟發狂牙閉亦可。如中風症。將此藥一二滴滴舌上。使之大瀉。外用能為惹性藥。引病外出。塗之使皮膚生炎起瘡癬。又能治風濕。風脚瘰癧結核。均宜搽患各部。處方巴豆油二滴。火酒少許。加麪包末和勻為丸。或四粒。或八粒均可。每一二點鐘服一粒。能瀉。處方巴豆油八厘七毫半。洋橄欖油一兩。或用香油亦可。調勻搽髮際。使脫髮重生。處方巴豆油一錢。洋橄欖油五錢。或用花生油亦可。和勻搽風濕骨疼。
用量每服一厘七毫半三分之一。至一厘七毫半。
治臌病宜用一厘七毫半八分之一。至四分之一。
加白樹膠漿水、糖、汽水、和服。或用香油調服亦可。
但此藥功力太烈。故非常用。作丸亦有加入鴉片。

蓖麻子

中國學說蓖麻子性善收亦善走。開通諸竅經絡。利水氣。出有形滯物。敷針刺入肉。竹木骨硬。治喉痹舌脹。用油作紙燃、烟薰入。又能下胞胎。追膿消癰。服蓖麻不得食炒豆。犯之脹死。

氣味辛甘而熱有毒。鹽水煮。去皮研。

（日本學說）蓖麻有下泄之効。其油有一種醱酵素。有劇毒。加百度之溫。則無毒。漢醫以鹽煮去皮。已化為無毒。其成分且有一種之有機酸。

主治用量。蓖麻子油。為緩下劑。大人頓服二錢六分。至七錢八分。小兒頓服一錢八分二厘。至二錢六分。則無劇腹痛。六時至十時後下泄軟便。間有以五錢二分。至七錢八分為乳劑。供灌腸料之用。

（英美學說）蓖麻子。產中國印度美國及亞非利加等處。印度最多。葉亦可用。生田邊。高約一丈六尺。幹頗大。油可點燈。質甚粘，較尋常油性更重。較水則輕。

形色與氣味。清而稠，無臭。味惡。

醫治作用。蓖麻仁油為輕瀉藥。力速而平和。老幼均可服。治肚腸生炎。積滯及痢疾初起。內有不消化之物與結糞阻塞。痾痢欲下不下。服此油以滑利之。大人每四錢至六錢。小兒一二錢至三四錢。或加檸檬糖。或白糖同服。常服此油。可漸減輕。與別藥之當由漸加多者相反。

大黄 又名生軍，酒製者名酒軍

（中國學説）下瘀血。破癥結。蕩滌腸胃。通利水穀。調中化食去寒熱。和五臟。除下焦濕熱。治下痢腹痛。小便淋瀝。實熱燥結。譫語黃疸。諸種火瘡。

氣味大苦大寒。川產錦紋者佳。

（日本學說）大黃產中國西伯利亞韃靼。自中央亞細亞輸送於聖彼得堡。

主治用量。日本藥局方。於消化不良以三厘六毫至一分三厘。一日數回。與之為下劑。則服大量一分三厘至一錢三分。可得通便一次。

（英美學說）大黃一名川軍。又名黃良。產滿州四川與西藏等處。而俄國及波斯土耳其亦產之。其根去皮。

全乾可入服。酒水均能提出功力。產中國為上品。
形色與氣味。大黃之根形如蘿匐。面每多蟲口。質頗脆。有紅黃白三線紋。現於其破口。作末則色呈艷黃。其氣香味苦畧澀。
醫治作用。為瀉藥。又為收歛藥。輕補藥。輕用可助消化以健胃。重用作瀉。能治痢疾。
處方大黃一兩六錢。粗末。沸水十三兩。浸二天。用布濾渣。加入冰花糖二十四兩。每服一錢至二錢。如小兒肚瀉。或大便秘結。均可服。
處方大黃一錢。粗剉。大茴香三分半。粗末。洋肥皂六分八厘。研末。和清水作丸四十顆。治小兒宿積。或熱症。用沙糖同服三四丸。並治大便秘結不爽不消化。

用量。滋補開胃。每服二厘至八厘。輕瀉。每服二分至三分半。重瀉。每服三分半至一錢。可與汞二綠同服即重瀉。

芒硝　又名硫酸遭達　又名硫酸那篤倫

（中國學說）主治五臟積聚。胃熱腸塞。通經水。利五淋。消瘰癧黃疸。諸疾。散瘀血墮胎。

氣味苦鹹而寒。入壺煎煉。在上層者曰芒硝。下層者曰朴硝。再製淨曰元明粉

（日本學說）芒硝為塩類之下劑。凡慢性便秘。因心肝腎病而發水腫。及腦充血。急性漿液膜炎。宜下之。

（英美學說）土朴硝一名磺鏹鈉。一名鈉磺養四。産土中。或泉間。由煎煉而成。間或用青礬與食塩。或磺鏹水與食塩之法製成者。或磺强水與食塩等之法製成者。久則體内原含之水必化汽飛去。變為白散。其分兩則輕一半。即為元明粉也。

醫治作用。為凉性藥瀉劑。利小便。服之過限。則為惹胃之毒藥。或用以治皮膚病。與新發風濕症。外科用之。能令清凉。又能洗去外皮臭惡之物。能代洋朴硝。以療治各症。一作舍利鹽。即硫酸麻倔湼傁謨。為西國最通行之品。中國可以用元明粉代之。惟不宜過多。外用能去眼翳。須研細末點之。用量輕瀉、每服二錢至四錢。重瀉每服四錢至六錢。利小便每服一錢。倘用白散（即元明粉）減半服。

硫磺、即石硫磺

（中國學說）取色黃如石之硫磺。用萊菔剜空入硫合定。糠火煨熟。再以紫背浮萍煮過。再以皂莢湯淘其黑、凝而後用之。疏利大腸。又能治陽氣暴絶。陰毒傷寒。久患寒泄。脾胃虛弱之症。及寒痺陰蝕。煖精殺蟲。

癬瘡。化五金。能乾汞。
氣味酸有毒。大熱。
英美學說：硫磺產中國福建台灣及舊金山等處外各國皆有之。此約質萬物中多含之。植物礦物及動物雞蛋青亦含硫磺。其性最易燃燒。故為火藥之要品。中國所售之硫磺。須防闌有信石雜質。不可內服。
醫治作用。硫磺為發汗改血瀉藥。皮膚病作膏敷之。能殺蟲。焚之可以消除毒類。不至傳染。
處方。硫磺粉一兩六錢。清水一斤。石灰八錢。擇其未過水者。勻和煎沸。急宜頻攪。煎至水去一半為度。彼患癩者。先將煖水洗淨。後用此藥水搽之。又硫磺粉一分。豬油四分。調勻為度。常用以治瘡疥。

用量。發汗化瘤。每服二分至三分半。輕瀉每服五分至一錢。

第十章　吐劑

內經有言。其高因而越之。吐之為法。其源遠矣。故張子和以汗吐下三法。並列。然後世諸醫。無敢輕用吐劑。能逐出胃中之積物。其一部分。惹胃之內皮。一部分感動腦與腦筋。從此致吐。吐藥宜服於病初起時。

以其時爲患尚輕。服之而身之津液流行。可爲治病之一助。雖然吐藥亦不宜妄用。如年高氣弱。如腹內發熱。及小腸疝氣。心臟有病。及身內大脈管。或成跳血囊。如腦部有病。患頭風症。均不宜用吐劑。嘔吐之後。不可亟進食物。宜令胃內休息。以使復元。

膽礬

白礬均爲吐藥。其功用氣味已詳收斂劑。

芥末詳見刺戟劑中。

瓜蒂

（中國學說）止渴。除煩熱。利小便。通三焦間壅塞氣。治口鼻瘡。能吐風熱痰涎。上膈宿食。病癲頭眩。

氣味苦寒有小毒。

（日本學說）瓜蒂。昔時用為催吐藥。自吐酒石吐根等。輸入後。相形見絀矣。藥用者。當甜瓜未熟時。採其蒂乾燥之。有催吐功效。以新而味苦辛者為良。經年而失氣味者為劣。

用量一分四厘。

第十一章 利尿劑

利尿劑者。能增多尿之分泌之藥品也。凡水腫或尿道炎及膀胱炎症。俱利用之。特湜尿少非一端。或因

中西藥物功用異同 一二九

膀胱無力。或因輸尿管生窄。能阻尿液入膀胱。此則雖利尿藥。亦屬罔劑。抑或臟腑血積而不能運動。或因內腎有壞。而血不流行。更或患各種熱症與瀉痢及發汗過多。均能令尿稀少。當用別藥以療治其病原。不必服利尿藥。以病愈則小便能自通利也。

琥珀

（中國學說）安五臟。定魂魄。消瘀血。通五淋。壯心明目。療蠱毒。灝邪。清肺利小腸。生肌破癥瘕。

氣味甘平。此物乃松脂入土年久結成。以手心磨熱。拾芥者。真。以柏子仁入瓦鍋同煮半日。搗末用。

（英美學說）琥珀內含數種松香類質。擦之即能吸輕體。殆因其生電氣之故。尋常所得之琥珀。則係海邊爍石內。隨海水飄至岸邊者。

化法。水純酒均不變化。生者難化。如加熱則易化。

醫治作用。能行氣解轉筋。生津液。利小便。治經脈不調。羊癇風。牙關緊閉。咳嗽抽風。內服者少。

地膚子

（中國學說）治膀胱熱。利小便。補中益精氣。去皮膚中熱氣。散惡瘡疝瘕。強陰。療陰卵癩疾。可作湯浴。同陽起石服。主丈夫陰痿不起。並治客熱丹腫。

氣味甘苦而寒。葉可浴濕。去皮膚風熱丹腫。洗眼除雀盲澀痛。

（日本學說）地膚子為細粒。青白色如蠶砂。味甘。其用量為五分二厘至一錢五分六厘。

醫治作用。治水腫及利尿。故俗以為治肺氣病。

蒲公英

（中國學說）解熱毒。消腫核。治疔毒乳癰。通淋利水。

氣味甘而寒。

（英國學說）蒲公英。西國俗名獅牙草。產中國歐羅巴美國等處。用根。酒水均能提出功力。宜在中秋節後取之。內汁甚多。可熬為膏。有將乾粉與咖啡相雜。

醫治作用。為輕瀉藥。改血藥。散炎化瘤藥。又為利小便藥。治胃不消化。大便結。肝積血。生臌症。

處方蒲公英乾根八錢。切片搗爛。清水十六兩八錢。煮沸至一刻鐘之久。隔時隔淨。再加沸水收足十六兩八錢為度。每服一兩二錢六分。至三兩五錢二分。治胃不消化等患。

處方蒲公英四斤。搗爛扭汁。候澄清。將上面淨者抽出入鍋熬十分鐘。熱不過二百一十二度。濾渣。再入湯鍋。散氣。熱不過一百六十度成膏為度。每服八厘至二分六厘。

第十二章　祛痰劑

能喚起咳嗽。或稀薄氣道之分泌物。或增多氣道之分泌物而奏祛痰之効之藥品。謂之祛痰藥。痰為肺經所生。肺有病則痰多。或為喘促。或為咳嗽。惟祛痰藥能令肺之分泌物放鬆而逐出之。所以肺經之痰乾則宜稀薄之。溢則宜排泄之。此祛痰之藥之用也。

遠志　中國用遠志肉西國用遠志根

（中國學說）治欬逆傷中。補不足。除邪氣。利九竅。聰耳明目。去心下膈氣。皮膚中熱。殺天雄附子烏頭毒。

氣味苦辛而温。

（英）英美學説遠志産中國之山西河南及亞美利加等處。其根可入藥。此根為英國於雍正十三年得之於亞美利加。以其能治蛇毒。

形色與氣味。遠志根之小者。細如鵝毛管。大者則粗如小指。色棕黄。其臭頗奇。在新鮮之根。其臭便甚。味初淡。後變為路辣。能令大半津液多化。又能生口津。化痰。發汗。利小便。調經。食其大服。則為吐藥與瀉藥。藥品中多用以治咳嗽。

處方遠志一分。細末。淡酒八分。先用酒六分浸二

[illegible]痛淋瀝。加餘酒漂潔用絞盤絞

渣。過淋總再加淡酒仍泡八分為度。每服一錢。

二錢。

用量。遠志末每服三分半。至五分二厘半。

苦杏仁

中國學說。治欬逆上氣喉痹。産乳金瘡。賁豚驚癇煩熱。解肌。消心下滿痛。殺狗毒。解錫毒。發汗利膈。潤腸殺蟲。去頭面諸風。

氣味辛苦甘溫有小毒。

英美學說。杏仁産中國等處。各處有之。其肉含油質

與洋杏仁油相似。

醫治作用。杏仁之功用。能化痰。又可作食物。又能作潤劑。治咳嗽癲痫。

天花粉

（中國學說）生津降火。潤燥滑痰。解渴通經。生肌排膿。治熱狂時疾。胃熱疸黃。乳癰瘡痔。

氣味。酸甘微苦。性微寒。

（英美學說）天花粉產中國美國等處。乃括樓根製成之粉也。

形色與氣味。天花粉之色潔白而如雪。

醫治作用。能化痰。多服能吐瀉。治咳嗽肺脹膜炎。

用量每服四分至一錢。

天門冬

中國學說。清肺降火。滋陰潤燥。散熱消痰。治咳嗽吐膿咯血。咽乾消渴。

氣味甘苦大寒。

英美學說。天門冬。產中國安南等處。其根可為藥品。

醫治作用。天門冬之功用。能化痰治咳嗽。

處方天門冬一分。搗爛。浸酒八分。先用酒六分。浸二天。間時搖動。然後淋篩淋乾。加餘酒漂淋。用紗篩絞濾。過存絲。再加酒仍煎八分為度。每服一錢至六錢。

麥門冬

中國學說。潤肺清熱。生津止嗽。治經枯乳閉。肺痿吐膿血。明目悅顏。

氣味甘苦微寒。

日本學說。為肺病之解熱藥。

英美學說。麥門冬產中國之兩江等處。以其根似穬麥故名。其根可為藥品。

醫治作用。能化痰止嗽。與天冬同。

阿魏　已詳麻醉劑

第十三章　發表劑

發表劑者。發汗藥也。其性感動皮膚。令發汗較平時更多。減身內之熱度。並放出血內之炭輕氣、養氣、人當無疾病時亦有汗生。惟汗少則不覺耳。如飲酒或飲熱茶。能令其體溫煖。血行加速。而輒易發汗。在熱症初起。服之能散其熱。如熱症將退。服之能速除其熱。惟當熱症盛發時。不宜遽發。須先服涼瀉藥。稍減其熱。然後服發表劑。服後則兼食鮮熱等物。以佐其發汗。有數種藥、令皮面放鬆。即能發汗。又有先行氣而後發汗。服發汗藥不可當風。必臥床以衣衾擁身。或多飲熱湯以助之。惟不可妄用。因汗多出。能損精神也。

麻黃

（中國學說）治中風傷寒頭痛脅疼。壯熱、疹痺。赤目水腫。產後血滯。止欬逆。除寒熱。破癥堅積聚。通腠理。發表出汗。消赤黑斑毒。

氣味辛苦而溫。

（日本學說）依豬子氏之實驗云。麻黃從來為汗劑。明治八年之頃。長井博士分析云。發見一種鹽基。能散大瞳孔。其作用因刺戟瞳孔散大神經之末端。如投小量。不見特殊之作用。然與大量則發全身之痙攣。此時血壓太高。其毒性極少。故點眼無中毒之處。

薄荷

（中國學說）主賊風傷寒。發汗。惡氣心腹脹滿。霍亂宿食。口臭。漆瘡。利關節。破血止痢。治頭痛。除風熱。去咽喉口齒諸病。治瘰癧瘡疥。解蜂螫毒。產蘇州者佳。

氣味辛温而散。

（英美學說）薄荷產中國歐美等處。其葉含有油。

醫治作用。能發汗止悶。袪風。及治肚疼。

處方。薄荷葉一錢。清水四兩煮服。

又薄荷腦。原產中國廣州及日本等處。係薄荷油、凝結而成。其狀宛如樟腦。外能治各腫腦氣筋疼。搽患處。治牙疼。用酒化。以綿花蘸塞牙之內。

第十四章 防腐及消毒藥

防腐消毒藥者。能防止物質之腐敗酸酵。及能直接殺滅傳染病之細菌也。如造酒令其變成醋。則有細菌類在內。衣服發霉之處亦然。如爛喉痧症。喉內生假皮。則有微生物在內。如膿瘡臭爛而生細蟲。或膀胱內變壞臭穢而生細蟲。凡此皆宜用防腐消毒藥。

以除其病原也。

硼砂　一名目名又名雙硼酸鈉又名蓬砂

中國學說除上胃腸之痰熱。治喉痹口瘡諸病。治噎膈積塊結核努肉目翳骨哽。出西番色如明礬。出南番黃如桃膠。

氣味甘鹹而涼。

英美學說硼砂內含一酸。即硼酸。其生成而經煉者。結冰無色過光露空則微化外成白散。西藏有數湖。於湖邊產此質能凝結成塊此質可作銲用。

化法。冷水二十二分。能化一分。甘油則一分能化一分。沸水則一分能化二分。澧酒不能化。如用硼砂五厘。而以樹膠水一兩浸之。即能令化為膏。

醫治作用。硼砂微有收斂之性。能洗去皮膚上污穢。又能利小便。調經。如婦人臨盆服此。能令子宮發力。又如小兒口爛並生白點。以此藥外搽。內服又能解熱。

處方。硼砂二分。細末。煉蜂蜜十六分。甘油一分。秤共研勻為度。治口瘡。一方不用甘油。治同。

處方。硼砂一錢。蜂蜜二錢。水五兩。化勻。治咽喉痛。

處方。硼砂一分。豬油膏八分。研勻。治陳瘡外吹乳。

處方。硼砂一錢。白醋一兩。六錢八分。和勻。搽癬。

處方。硼砂末調水。或以甘油相和。搽嬰兒吮乳而致乳頭爛。如潰爛瘡。宜塗以硼砂水。

處方硼砂二分末。清水二兩五錢二分。和化。如婦水白帶。則用水節射入。

用量。大人每服一分至八分。小兒則須量其大小用之。每服五厘至一分半。以沸水調服。

硼霜

〔英美學說〕硼酸係從硼砂與鹽強水製煉而成。更有生成在火山中。後經煉而成。西國所用之硼酸。大半爲地蘆。

醫治作用。能去臭。殺除微生物。防腐爛。搽爛瘡。止膿與架波匿酸略同。如打傷割毒瘡傷口。用此藥水洗之。能解毒氣。其發膿。西國割症後。所用壓傷口之綿紗。可用爛酸沸水化之。不能化者濾之。其布焙乾用之。又如瘡水滋爛。沸水傷皮膚作痒。肛門作癢。用以或搽或洗。均效。又如熱症中喉內生假皮。以新筆蘸藥水搽之。能殺假皮之細蟲。小兒亦可用。服冷水二十五分化藥一分。用之。則於喉內便無損礙。並治火眼淚懸瘡潰膿等。如用此藥一分滊水三分化合，將麻絨布加入浸透，提出晒乾，敷患處，治瘡症最妙。

處方　硼酸二分，滊水一兩，化勻，治火眼。

用量　每服八厘七毫半至五分，然內服者少。

第十五章　緩和劑

防物質之直接刺戟，帶有粘滑性，以供緩和包攝之用者，曰緩和劑，舊譯作消腫潤皮。

甘草

（中國學說）主五臟六腑寒熱邪氣，堅筋骨，長肌肉，助氣力，解諸毒，和中除煩，利血通經，和百草，解金石毒。

氣味甘而平。

〔英美學說〕甘草產中國歐羅巴等處。其根可為藥品。地面下之幹亦可入藥。英國各處均種植之。陞長兩年用之佳。

醫治作用。為潤肺藥。化痰藥。能治傷風並生溺器與腸內各病。可作潤內皮藥。又加入他種藥料內。令其味甜而適口。切片口含。可平咳嗽痰喉乾口熱。故能治咳嗽及肚腸內皮生炎。尿管內生炎。

木子

开胃。潤咽喉。

堅筋骨。明耳目。

三味啫

沸水十兩。泡兩點煙。
與鐵鉛五金鹽相反。
花生油滴幾。沸水下
勻。漸加生油。速手攪勻。